刘雯 著

新时代背景下
中国工伤康复体系
建设研究

RESEARCH ON
THE WORK-RELATED INJURY REHABILITATION SYSTEM
OF CHINA IN THE NEW ERA

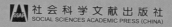
社会科学文献出版社
SOCIAL SCIENCES ACADEMIC PRESS (CHINA)

目　录

上篇　理论

下篇　实践

上篇　理论

第一章 工伤康复的理论概述

改革开放以来，中国经济发展取得了令人瞩目的成绩，大量农村剩余劳动力成为推动中国经济持续高速增长的重要动力之一。然而在快速的经济发展背后，却是每年庞大数量的劳动者因工伤事故和职业病陷入生存危机或走向死亡。虽然我国建立了工伤保险制度，针对工伤职工实施了必要的工伤康复，但目前我国工伤康复制度发展仍存在制度缺位、相对滞后等问题，与广大工伤职工日渐增强的康复服务需求和全面发展意识之间存在着显著差距。

2017年10月18日党的十九大召开，习近平总书记对我国当前所处的历史时期做出了全新判断，强调"中国特色社会主义进入新时代"，"我国社会主要矛盾已经转化为人民日益增长的美好生活需要和不平衡不充分的发展之间的矛盾"。这意味着我国工伤康复服务建设也进入了新时代，对工伤康复服务工作提出了全新的、更高的要求。站在新的历史定位，坚持以人民为中心和坚持在发展中保障和改善民生的基本方略，加快工伤康复服务体系建设，既是满足工伤职工对享受优质可靠工伤康复服务需要的关键途径，也是让改革发展成果更多更好更公平地惠及每位职工，实现人的全面自由发展的现实选择，顺利完成全面建成小康社会、建设社会主义现代化强国的战略目标的根本要求。

一 康复的理论溯源

康复医学是20世纪初期兴起并迅速发展的一门新兴学科，与预防医学、保健医学、临床医学并称为四大现代医学。康复医学是人类历史进步的标志，是时代发展的产物。目前，康复医学正以全新的观念、模式、方法、范围及服务系统向各个医学领域渗透。

（一）康复的内涵

康复一词最初译自英文"Rehabilitation"，与"复原""恢复"等同义，在香港、台湾亦被译为复康、复健。人类社会对"康复"的最初认识源于患病或伤残所致的生活质量与工作能力的下降。"现代康复医学之父"Howard A. Rusk博士在二战时期率先提出康复的定义，他认为康复是帮助残疾者从病床过渡到生活的重要桥梁。他和同事们在康复治疗中的大胆尝试远远超越医疗康复的界限，涉及物理治疗、心理治疗、作业治疗、语言治疗、假肢、矫形支具装配等多个领域，康复效果明显。

1981年世界卫生组织（World Health Organization，WHO）通过《残疾的预防与康复》，对康复做出了更为详尽的表述，认为康复是指综合协调地运用医学、社会、职业、教育的各种办法，最大限度地恢复和重建病、伤、残者丧失的功能以及其在体格、精神、社会和经济等方面的能力，帮助其重新融入家庭、工作和社会。随着经济社会和科技的不断发展，在"全面康复"理念指引下，康复服务的内容和手段将进一步得到丰富和拓展，以实现促进残疾人全面回归社会、回归家庭、重返工作岗位的最终目标。

（二）康复思想的理论溯源

康复思想理论起源于深厚的中西方社会福利思想，发展于两次世界大战历史进程中，丰富于现代科技和社会发展的浪潮下。康复思想的理论演进为工伤康复制度发展奠定了深厚的理论基础。深入理解和探寻康复思想的理论根源，可为不断丰富和发展现代工伤康复制度提供有力的理论指导和实践指引。

1. 康复思想的起源

（1）中国的社会福利主张

作为一个历史悠久的文明国度，我国丰富的文化遗产中蕴含着许多有关社会福利的思想。早在春秋时期，《管子·入国》中就记载了九惠之教："一曰，老老；二曰，慈幼；三曰，恤孤；四曰，养疾；五曰，合独；六曰，问病；七曰，通穷；八曰，振困；九曰，接绝。"孔子提出"鳏寡孤独废疾者皆有所养"的社会福利主张。孟子将仁义与仁政学说建立在"行善论"的基础之上，提出"老而无妻曰鳏，老而无夫曰寡，老而无子曰独，幼而无父曰孤，此四者，天下之穷民而无告者。文王发政施仁，必先斯四者"。儒家学说仁政德政的典范为大同理想："大道之行也，天下为公，选贤与能，讲信修睦。故人不独亲其亲，不独子其子，使老有所终，壮有所用，幼有所长，矜寡孤独废疾者，皆有所养。"这种大同社会是经济互助的社会，每一个成员的合法权益都受到保障，从幼及老，乃至鳏寡孤独废疾者都有所养。

近代以来，许多思想家继承了传统社会福利思想中民本大同的思想基础，并提出了一些近代见解。如薛福成的思想深刻体现了民本思想："西方富强之原……约有五大端：一曰通民气，二曰保民生，三曰牖民衷，四曰养民耻，五曰阜民财。"康有为设计了"公养""公教""公恤"的大同社会。孙中山在《国民政府建国大纲》中指出"建设之首要在民生"。这些社会福利思想都直接或间接地影响着工伤康复制度的伦理取向。

（2）西方的社会福利批判

西方社会福利思想是现代社会保障制度得以建立发展的最重要的思想基础。作为社会保障制度体系的重要组成部分，工伤康复制度的思想理论同样建立在西方的社会福利思想上。学者们对待国家与市场参与社会保障的责任存在不同态度，大致可归为三类：第一类奉行市场调节，强调个人在社会保障中的责任。主要理论思想包括以亚当·斯密和大卫·李嘉图为代表提出的古典政治经济学思想；以边沁为代表提出的功利主义社会福利思想；以哈耶克、弗里德曼为代表的新古典学派与新保守主义社会福利思想（经济中的新自由，政治中的新保守）。这类思想倡导"自由"的观点，奉行市场调节，反对国家干预，提倡社会问题是个人责任导致的结果，它的解决应该要依靠个人而不是社会和政府，这是社会保障制度中要强调个人责任的理论依据。

第二类强调国家在社会保障中的责任。主要理论思想包括马克思主义社会福利思想；以霍布豪斯和霍布森为代表提出的新自由主义社会福利思想；德国历史学派社会福利思想；凯恩斯学派社会福利思想；贝弗里奇社会福利思想；社会民主主义社会福利思想等。这类思想强调国家干预，提倡国家在社会保障中的责任。

第三类主张社会保障中国家、社会与个人责任的平衡。它倾向于在前两类思想之间进行调和性选择，强调有限的国家干预与有限的市场调节相结合，主张社会保障中的国家责任、社会责任与个人责任相平衡，社会保障水平与经济发展水平相协调。这一思想成为当代社会保障制度改革发展的主导思想。

2. 康复思想的理论化

（1）马克思的"人的全面而自由的发展"理论

"在那里，每个人的自由发展是一切人的自由发展的条件""一个更高级的、以每个人的全面而自由的发展为基本原则的社会形式"。人的自由全面发展是马克思主义的最高价值追求，是人类发展的最高境界。它包含两层含义：一是人的潜能完全得到发挥，本质力量的对象化得以实现；二是人的社会关系得到丰富和发展，人的活动范围得以扩大，摆脱个体的、地域的、民族的、国家的狭隘性。

工伤事故在给工伤人员带来生理和心理伤害的同时，也造成了其现实劳动能力的降低或丧失，使得广大工伤残疾人员不能充分发挥其自身能力，限制了其个人的发展。工伤康复服务为工伤残疾人员提供必要的医疗、职业和社会康复服务，最大限度地恢复其生理功能和社会功能，促使其自身潜能的发挥和价值的实现，从而实现"人的全面而自由的发展"。

（2）马斯洛的需求层次理论

马斯洛需求层次理论是行为科学理论之一。1943年美国心理学家亚伯拉罕·马斯洛在《人类激励理论》一文中指出，人类价值体系存在两类不同的需要，一类是沿生物谱系上升方向逐渐变弱的本能或冲动，称为低级需要和生理需要；另一类是随生物进化而逐渐显现的潜能或需要，称为高级需要。他将人的需求分为生理需求、安全需求、情感和归属需求、尊重需求、自我实现的需求等五个层次。

马斯洛认为，人类的这五个层次的需求依次由较低层次到较高层次排列，低一层次的需求得到满足后，就会向高一层次的需求发展。根据这一理论，工伤职工对工伤康复的需求很大程度上属于基本的生理需求，是维持其自身生存的最基本要求。只有满足了这一层次的需求之后，工伤职工才有可能恢复到工伤事故发生之前的需求状态，从而拥有实现自身价值的条件与可能。

表1-1　现代康复与"需求层次理论"

1943年，美国心理学家亚伯拉罕·马斯洛（Abraham H. Maslow）在《人类激励理论》中曾提出著名的"需求层次理论"，该理论认为人类需求像阶梯一样从低到高按层次分为五种：

——第一层次：生理需求，包括维持生存的需求，如食物、水、性、睡眠等。

——第二层次：安全需求，包括对自身的安全和财产安全方面的需要，如社会安全、生命和财产有保障、有较好的居住环境、老有所养。

——第三层次：情感和归属需求，包括对爱情、友谊、集体生活、社交活动的需要。

——第四层次：尊敬需求，包括自我尊敬与受人尊敬两个方面，由自我尊敬产生对自我的评价、个人才能的发挥、个人的成就动机等；由受人尊敬产生对名誉、地位的追求以及对权利的欲望等。

——第五层次：自我实现的需求，这是一个人实现自己理想抱负的需要，是人的高级需要。

续表

现代康复医学充分体现了马斯洛的需求层次理论,在康复过程中遵循三项基本原则:功能锻炼、全面康复、重返社会。因此对具有康复需求人群的康复治疗,不仅仅需要强化对他们的身体功能恢复,更要致力于在生理上、心理上、职业上和社会生活上对他们进行全面的、整体的康复,最终帮助他们重返社会、家庭和工作岗位。

(3) 马歇尔的公民权利理论

公民权利理论是福利国家制度的一个重要理论基础,也是现代社会福利思想的理论基石。1949 年,英国社会学家 T. H·马歇尔在剑桥大学发表了著名的演讲《公民权利与社会阶级》,从历史的角度系统地阐述了公民权利理论,揭示了公民权利的社会福利观追求普遍平等和人的自由的实质和价值。他认为公民权利是这样的资格:在一个政治性地组织起来的社会或民族国家中,公民身份使个人拥有要求社会或国家对其承担责任的资格,使其能够享用到各种社会进步带来的好处。同时认为公民权利是一个逐渐演变的过程,分别以法律权利、政治权利和社会权利为特征逐渐显现出来,其中,社会权利作为公民权利的最终实现,从本质上讲,是以成员资格为基础,把实现公民的福利和社会保障看作一种公共责任。

当今时代,工伤已经成为工业社会不可避免的社会问题,因此对工伤职工的保障需要提升到社会公共责任层面。从公民权利理论的视角分析,享受工伤康复的权利是工伤职工一项合法且合理的基本权利,本身应该得到维护和实现。工伤职工有资格要求社会或国家对其承担工伤康复的责任,使其能够重返工作,摆脱贫困,享受到社会进步带来的各种好处。工伤康复是工伤职工应当享受的一种权利,也是国家和社会应当承担的一种公共责任。

3. 康复思想的政策化

(1) 社会公正与和谐社会发展观

社会公正是和谐社会的本质和基石,是社会主义制度的首要价值。亚里士多德认为社会公正的真实意义主要在于平等，不仅包括合理的财富分配，还包括公民要求的文化教育、社会救助、公共服务和社会福利等。马克思基于公平正义提出了六大扣除理论，明确提出建立社会保障和福利基金，为社会弱者群体提供基本生活保障，并为全体社会成员提供公共福利的观点。

当前我们要构建的社会主义和谐社会，是民主法治、公平正义、诚信友爱、充满活力、安定有序、人与自然和谐相处的社会。切实改善民生，让每位公民平等地享有改革开放成果，是社会主义现代化建设的根本目标。因而，社会公正不仅是社会发展进步的一种价值取向，也是衡量和谐社会建设水平的一个重要尺度。工伤职工处于社会竞争中的不利地位，必须加快健全工伤康复制度，以促进工伤职工平等地享有包括工作就业以及劳动创造在内的多项基本权利。

（2）体面劳动与以人为本的发展观

劳动是创造人类社会物质和精神财富的源泉。所谓体面劳动，是指通过促进就业、加强社会保障、维护劳动者基本权益，以及开展政府、企业组织和工会三方的协商对话，来保证广大劳动者在自由、公正、安全和有尊严的条件下工作。这一概念是在 1999 年 6 月第 87 届国际劳工大会上首次提出的。

近年来，我国高度重视维护劳动者权益，已将"体面劳动"提升到一定的高度和层次来加以推进。2008 年胡锦涛就指出，让广大劳动者实现体面劳动，是以人为本的要求，是时代精神的体现，也是尊重和保障人权的重要内容。2010 年再次对"体面劳动"进行了阐述，强调广大劳动群众体面劳动的实现，离不开和谐劳动关系的发展，离不开劳动关系协调机制的建立健全，也离不开劳动保护机制的完善。

工伤康复制度作为社会保障体系的重要组成部分，在为劳动者提供劳动保障、维护劳动者基本权益、促进工伤职工重返工作岗位等方面具有重要的现实意义和价值，有助于广大劳动者体面劳动的实现，而体面劳动的实现又能够进一步为社会创造出更多的物质和精神财富，有利于整个社会的发展进步。

二 工伤康复的基本内涵、服务特点及服务内容

工伤康复是国家和企业体现人文关怀，实现可持续发展不可或缺的重要部分。准确把握和厘清工伤康复的相关内涵、服务特点及服务内容，是全面有效地构建以职业康复为核心的一站式工伤康复平台的前提和基础，是更好地保障职工健康、促进社会和谐稳定的重要途径。

（一）工伤康复的基本内涵

工伤康复在我国发展时间较短，是预防、补偿、康复"三位一体"工伤保险制度三大重要组成部分之一。目前我国尚无对工伤康复的权威定义，它通常是指在工伤保险制度框架下，以工伤职工为主要服务对象，以促进工伤职工身心健康为主要目的，运用现代康复的技术与手段，为工伤致残人员提供医疗康复、职业康复等服务，最大限度地恢复和提高其身体功能以及生活处理能力、劳动能力，促进其适应或重新适应工作、家庭、社会生活的管理手段和措施。

工伤康复服务群体主要是因工伤（含职业病）致残或造成身体功能障碍，具有康复价值，需要进行医疗康复和职业社会康复的职工。一般来讲，只有存续工伤保险关系的职工才能够享受工伤康复待遇。工伤康复包括医疗康复、职业康复和社会康复。医疗康复是保证工伤职工全面康复的前提；职业康复是医疗康复的发展和完善，是帮助工伤职工保持和恢复适当职业能力的必要途径；社会康复则是帮助工伤职工回归社会的重要措施。目前，就我国现阶段工伤康复的发展水平而言，工伤康复机构所开展的工作内容主要集中于工伤医疗康复和康复辅助器具配置两个方面，工伤职业康复和社会康复仅处于起步

探索阶段，但工伤医疗康复是工伤康复的基础，工伤职业康复和社会康复分别是工伤康复工作未来的核心内容和发展方向。

（二）工伤康复的服务特点

工伤康复的本质是在工伤保险的范畴内将现代康复学应用于工伤职工这一特定的群体，工伤康复属于康复的范畴，其康复目的和原则与传统的医学康复是相同的，但又有别于传统的医学康复，具有显著的特点。

1. 特定的服务对象

工伤康复的服务主体是工伤伤残职工，即因工伤事故或职业病而引起残疾或功能障碍，并经劳动保障部门确认的工伤职工。工伤康复实实在在地体现工伤保险对工伤职工利益的有效保护。工伤职工群体大多为青壮年劳动者，其残疾或功能障碍为外伤或职业病所导致，不同于其他疾病所导致的功能障碍。

2. 明确的工作目标

工伤康复的最终目标是使工伤职工全面回归家庭、社会和重返工作岗位，特别强调重返工作岗位的重要性。工伤康复不同于针对残疾老人、儿童和疾病致残对象的康复，有着明显的工作、职业色彩。在医疗康复的基础上，围绕工作能力保持与再造这个核心，通过专业化的职业康复评估与训练程序，利用现有的再就业社会资源促进工伤职工重返工作岗位。

3. 多种干预手段

除采用医疗康复的手段和技术提高工伤职工的身体功能和生活自理能力外，还利用教育康复、社会康复的手段及职业康复的技术和方法，尤为重要的是利用心理康复手段促进工伤职工重返社会、重返工作岗位。这是因为一方面工伤职工往往处于事业发展的黄金时期，又是家庭的主要经济支柱，突发的意外使工伤职工的身心受到重创，极易产生消极或脆弱情绪等；另一方面由于工伤职工因工致残后将面临伤残补偿、单位安置等多方面矛盾和摩擦，敏感、厌世等心理问题一般较其他疾病或损伤更为突出。因此，工伤康复应强调全过程的心理干预与支持。

4. 计划性和强制性相结合

工伤康复在入院出院标准、治疗时间、康复内容、所达目标等方面均有较强的计划性。从工伤职工申请进行工伤康复开始，就严格按照计划程序和内容实施康复评定和治疗，包括主管部门首先初步确定工伤康复期（即进行工伤康复治疗的时间），康复工作人员拟定具体治疗计划及预期可达到的目标并通知社保主管部门备查。此外，康复结束后工伤职工的各项工伤赔偿和相关待遇等也都有较强的计划性和预定目标。

同时，工伤康复作为工伤保险制度的组成部分，具有一定的补偿性和强制性。如我国现行采用国际通用的"先康复后补偿"的原则，社保主管部门规定工伤职工必须先进行康复，然后才能进行后期的伤残鉴定和工伤补偿。

5. 强调多方位的沟通与协调

工伤康复涉及企业、医疗机构、工伤经办机构等多个部门。工伤康复的实施除需做好医患沟通工作外，还要协调工伤职工与其工作单位的关系，协调医疗综合治疗机构和专业康复机构在适时转诊和医疗康复衔接等方面的关系，指导工伤职工及家属了解相关工伤保险政策等，以促使工伤职工的合法权益得到有效保障和促进工伤职工早日重返工作岗位。此外，工伤康复机构还需要定期与社保经办部门沟通以加强协调提高康复效率。

6. 特定的费用来源

对于工伤职工而言，工伤康复实际上是一种工伤待遇，只不过这种待遇不是以补偿金的形式体现，而是通过为工伤职工提供各种康复服务来体现，这些服务的费用和成本由工伤保险基金支付。

表 1 - 2　工伤康复与一般疾病康复的比较

区别	工伤康复	一般疾病康复
服务主体不同	因工受伤人员或职业病患者,并且经劳动保障部门确认的工伤职工。	损伤以及急、慢性疾病和老龄带来的功能障碍者,先天发育障碍者。
介入方式不同	职工发生工伤后,经劳动保障部门认定后,工伤职工可享有相应的工伤康复服务。常见的途径是:由工伤职工接受急诊治疗所在医院转入工伤协议医院,待工伤职工生命体征稳定后,遗留功能障碍的工伤职工,再由工伤协议医院转入工伤康复协议医院进行治疗,具有一定的强制性。	可经各种不同途径介入,并不需要劳动保障部门的认定。
评定内容不同	除了一般的康复评定技术外,工伤康复评定还包括了劳动能力鉴定。	很少或者无相关的劳动能力鉴定。
工作侧重点不同	强调工伤预防,减少工伤事故。工伤发生后,以医疗康复为基础,职业康复为核心,促进工伤职工重返工作岗位和重新融入社会。	强调疾病的三级预防,功能障碍发生后,主要利用医疗康复手段,促进个体身体功能恢复和重返社会。
康复目标不同	因工伤职工正处于工作的黄金年龄,通过康复推动工伤职工以多种形式重返工作岗位。	康复主体是不同年龄阶层,决定其康复目标有不同形式,如老年人,其目标设定要求相应较低。
费用支付不同	资金主要来源于工伤保险基金,未参加工伤保险者则由雇主支付。	费用支付形式多种多样,主要是个人及各类社会保险的给付。

（三）工伤康复的主要服务内容

现代工伤康复以工伤职工的全面康复为服务理念,涉及的服务内容非常广泛,既包括了工伤预防、医疗康复、职业康复、社会康复以及康复辅助器具配置等专业技术类工作,也包括了工伤康复政策的研究制定、工伤康复标准的拟定以及工伤康复管理等工作。就我国现阶段工伤康复的发展水平而言,工伤康复机构所开展的工作内容主要集中于工伤医疗康复和康复辅助器具配置两个方面，工伤职业康复和社会康复仅处于起步探索阶段，但工伤医疗康复是工伤康复的基础，工伤职业康复和社会康复分别是工伤康复未来的核心内容和发展方向。

1. 工伤医疗康复

工伤医疗康复是工伤康复的重要基础，也是工伤康复服务建设的核心竞争力，没有它，职业康复和社会康复将无从谈起。工伤医疗康复主要是利用各种临床诊疗和康复治疗的手段，改善和提高工伤职工的身体功能和生活自理能力。其内容主要包括神经康复、脊髓损伤康复、骨创烧伤康复、运动作业疗法等，从广义上讲，还包括手术、药物等促进功能恢复的临床诊疗技术。通常在工伤职工临床急救诊疗结束后，即可开展工伤早期临床康复介入治疗。

2. 工伤职业康复

工伤职业康复是工伤康复的核心部分，是促进工伤职工就业返岗的重要环节，也是工伤康复区别于其他康复服务的最关键环节。工伤职业康复主要围绕工作能力的保持与再造这个核心，通过专业化的职业康复评估与训练程序，使工伤残疾职工重新恢复职业劳动能力。职业康复的最终目标是根据工伤职工职业兴趣和身体功能使其从事力所能及的职业劳动，进而使工伤职工恢复就业能力、取得就业机会，通过自己的劳动获得相应的报酬，获得经济上的独立和人格的尊严，促进工伤职工在真正意义上重新融入社会。职业康复主要包括职业评定、职业咨询、职业训练以及就业指导等方面的工作内容。

3. 工伤社会康复

工伤社会康复是指运用社会学的理论和方法研究和解决残疾人和其他康复对象的康复问题。在全面康复过程中，工伤社会康复是促使工伤职工融入社会并重新参与社会生活不可或缺的重要内容之一。工伤社会康复的主要目的是尽可能减轻残疾造成的后果，使残疾人充分参与社会生活，使其获得权利、尊严和平等。工伤社会康复常采用个案管理的工作模式，提供政策咨询、残疾适应辅导、社区资源协调、家庭康复指导等服务。个案管理对工伤职工提供从入院开始直至回归工作岗位或社区生活的全程服务。所有服务及措施需要符合工伤者个性化的康复需求，包括沟通、协调工伤者与相关利益者的关系，适当的转介，发现和利用现有资源，探索不同的重返工作机会或选择。

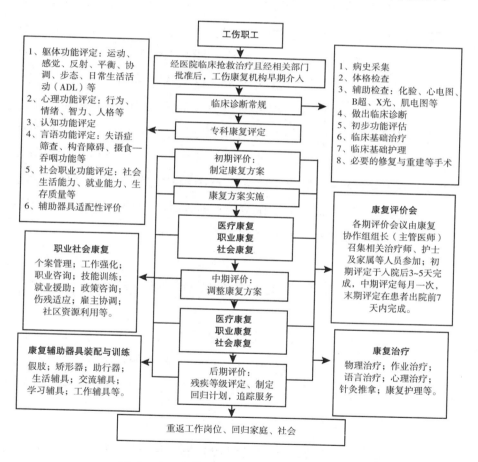

图1-1 工伤康复的服务内容及流程

第二章　工伤康复体系建设的国内外经验与启示

构建工伤预防、补偿、康复"三位一体"的工伤保险制度，目前已成为国际工伤保险事业发展的趋势。起源于西方发达国家的工伤康复，经过一百多年的发展，在各国不同的社会保障管理体制下，已形成了一套较为完整的工伤康复体系，在实践中取得了较好的成效，积累了丰富的经验；我国香港和台湾地区的工伤康复体系亦较为完善，这都为我国工伤康复体系建设提供了丰富的理论基础和实践指导。近年来，在借鉴国内外先进经验的基础上，很多省份地区充分发挥自身优势，积极探索形成了许多具有中国特色和地方特点的发展模式，为我国当前和今后的工伤康复体系的全面发展提供了可供复制推广的新模式，具有十分重要的现实意义。

一　工伤康复体系建设的国外经验

国外发达国家和地区的工伤康复体系在其立法保障、管理协作、资金支持等方面都具有各自的特点，经过上百年的探索实践，积累了许多成功经验，对于加快推进我国工伤康复体系建设具有积极的作用。

（一）德国：社会事务社会办的国家主导型模式

德国是工伤保险制度的诞生地，其工伤康复制度运行的理念与模式等都堪称世界各国的表率。作为世界上第一个建立工伤康复制度的国家，德国工伤康复奉行的"康复优于补偿""社会事务社会办"等理念，为许多国家所效仿。

1. "预防优先、康复优于补偿"的制度安排

1884年德国颁布了世界上第一部国家层面的工伤保险法律《工人灾害赔偿法》（*German Compensation Act*），明确提出了工伤保险的三大职能，即预防、补偿和康复功能，并规定工伤预防是工伤保险机构首要的使命与任务。同时，此部法律创新性地推动成立了德国工伤保险的互助团体——同业联合公会，其主要负责经办工伤保险日常事务。

康复优于补偿的基本原则，是德国积极的工伤保险思想的又一体现。2001年德国修改颁布了《社会保险法典》（*Social Security Code IX*）中关于残疾人的康复与参与规定，对德国工伤康复发展具有里程碑意义。该法典认为在职工发生工伤后，重要的不是对职工进行经济上的补偿，而是要尽最大的努力，采取一切适合的手段，对职工进行最好的康复，使工伤者能够重返工作并享受生活，从而"降低社会总成本"。

2. 社会化的管理模式

德国工伤康复之所以能够基本实现其预期康复目标，很大程度上是因为其具有严密的管理组织和服务系统。德国自1884年颁布《工伤补偿法》以来，工伤保险制度就实行"政事分开"的管理原则，在国家法律规定下实行自治管理。政府在社会保险具体业务上，采取了"社会事务社会办"的管理方法，成立了同业联合公会等社会性团体，专门负责与工伤保险有关的实际管理和事务运营。同业联合工会有两个主要的组织结构特点，其一是自我管理，其二是雇主和雇员具有平等的协商决定权。作为德国工伤保险最高行政管理部门的劳动和社会秩序部，其主要职能则是制定和修订工伤保险法律法规，不能肆意干预同业联合工会的管理和运营。

表 2 - 1　德国工伤康复行政组织管理体系

联邦劳工和社会事务部 Federal Ministry of Labor and Social Policy	工伤保险最高行政管理部门,其前身为联邦劳动和社会福利制度部,主要任务:协调社会福利政策和经济发展的关系,稳定养老保险制度,帮助残疾人和弱势群体融入社会,稳定劳动力市场
联邦劳动服务局 Federal Labor Agency	一个自主管理、联邦直属的公共法律法人代表。主要职责:提供职业培训和就业岗位、职业咨询、雇主咨询、为低收入群体发放福利金(比如失业救济金或者破产人员救济金)等
劳动法及劳动保护局	联邦劳工和社会事务部下属局,对工伤保险进行立法
同业联合公会	同业联合公会堪称德国特色,负责工伤保险管理的各方面,包括工伤预防、帮助受工伤或患职业病职工恢复劳动能力和进行康复,按规定支付赔偿和补贴、提供培训场所和费用等

资料来源:整理于相关官方网站。

3. 职业康复与社会康复的充分运用

德国职业康复的一个特点是在医疗康复进行之中即开始提供职业康复,即非常重视"早期康复介入"。同业联合公会有负责职业康复的专门人员,在工伤发生之后立即同工伤人员及其家属保持联系,同工伤人员及负责医疗的医生制定康复计划以及确定需要进行的锻炼活动。根据伤残者的身体能力、喜好和以前的工作,将其伤残后的潜在素质与其实现再就业的愿望合理结合,综合运用包括医学治疗、运动治疗、语言训练、假肢安装、体能测试、职业指导、职业培训等手段,恢复工伤人员的劳动能力,使其重返工作岗位。同业联合公会还帮助那些不能完全恢复至过去劳动能力的人寻找新的合适的工作,对转业人员提供再就业前的准备,对其进行继续教育、培训。据统计,2014 年德国工伤保险机构用于培训教育等方面的工伤预防性支出约占 25%,用于工伤补偿的金额为 92.7 亿欧元,其中康复费用为 37.6

亿欧元，分别约占全部工伤保险支出的 30.9% 和 12.2%，明显高于其他国家在工伤预防和工伤康复中的费用支出①。

（二）美国：市场化、专业化规则下的私人康复模式

19 世纪末 20 世纪初，随着社会化大生产和科学技术的广泛运用，美国迅速步入世界工业强国之林。经济繁荣的背后是与日俱增的工伤事故，其发生的频率、影响范围、伤害程度、损失程度都远较过去手工业时代更为严重。1908 年美国颁布了《劳工伤害赔偿法》，在这一联邦立法的推动下，美国的工伤康复体系迈向了市场化、专业化的道路。

1. 约束与激励兼容的工伤康复制度

在美国，公民的工伤康复意识较强，这主要得益于其拥有一套较为完善的约束与激励兼容的工伤康复机制，其作用对象不仅是工伤人员，雇主和医疗机构同样适用。对于工伤人员而言，《明尼苏达州工伤赔偿法》中规定如果工伤职工不进行工伤康复，工伤保险机构有权拒绝支付工伤保险待遇；《美国联邦雇员赔偿法》规定，进行职业康复的工伤人员可由相关部门提供每月最多 200 美元的额外补助。而对于雇主、医疗机构而言，马萨诸塞州规定雇主在工伤人员接受完职业康复之后，根据其身体状况调整提供较轻松的工作时，雇主可享受更为优惠的工伤保险费率。

在医疗机构方面，有相应的制度规范医院对工伤者的治疗行为，确保其将工伤者向康复机构转诊。提供工伤保险的保险公司规定，对于那些收治工伤者的医院，其是否能够顺利拿到保险公司支付的医疗费用，取决于它们对工伤者的医疗是否合理，是否配合工伤者向康复机构转诊。这些规定有效地避免了过度医疗，减少了不必要的医疗费

---

① 数据来源：http://www.360doc.com/content/16/0327/15/15645340_545633900.shtml。

用，确保了工伤者顺利转诊康复。

2. 多元化的工伤康复资金来源

多元化的资金来源保障了美国工伤康复的正常有序发展。美国针对不同的伤残对象，建立了相应的补偿计划，其康复资金的来源各有不同，包括联邦政府、州政府、特定的基金、慈善机构、雇主等。这四个计划分别为：伤残军人的服务连接补偿计划、针对贫困的视力残疾或永久性完全丧失劳动者的补充保障收入计划、对有足够工作历史的伤残人员残疾保障计划、为伤残工人提供的工伤补偿计划。

而美国职工有三种参保方式，可以保障其在发生工伤事故后能得到应有的补偿，分别是购买私人保险公司工伤保险、购买州基金工伤保险和购买企业自我保险，其中购买私人保险公司提供工伤保险的占绝大多数。20 世纪 70 年代以前，美国的工伤补偿支出主要是由联邦—州政府建立的工伤保险计划承担，支出包括工伤职工的康复费用等。随着政府财政支出压力的增大，1973 年美国颁布了《康复法案》，规定联邦或州政府只为严重伤残者提供补偿计划，于是便推动了私人职业康复计划的发展。如今，在美国，私营保险公司承担工伤的职业康复费用，政府仅仅只是对职业康复项目提供资金支持，且该支持与工伤保险的补偿没有关系。社会保障性的职业康复只是针对伤残严重的工伤残疾者。

3. 高度专业性的工伤康复运行体系

一是法律为工伤康复的专业性与规范性提供了指导与保障。美国1973 年制定的《康复法》规定，工伤康复和其他非因工伤造成的残疾康复一同受其调整。该法明确规定了心理障碍同身体障碍均被纳入康复的范畴；法案将社区康复的内容细化为四个大类 17 个小类，仅对"独立生活能力的培训"就进行了两个大类 21 个小类的细分。此外，法案还规定了细致的社会康复的方式与内容，这些都对工伤康复工作提供了详尽的依据与行动指导。

二是专业人才方面，美国康复咨询师为工伤康复的专业性提供了智力支持。从业者需具有社会工作或者康复咨询专业大专以上学历。而要想获得美国工伤康复咨询师资质鉴定委员会（CRCC）颁发的资格证书，除了专业与工作经验的要求，还需要通过资格考试。证书的有效期仅为5年，委员会每5年对持证人的工作进行一次评估。为保持证书的有效性，持证人还需要参加100小时以上的培训课程，或者再次参加考试。

三是美国工伤康复的专业性还源自康复体系中多个不同专业岗位细致的分工。康复咨询师负责协调工伤者的医疗康复服务，评估工伤者的职业能力；工伤理赔审查员负责审查康复计划，向康复咨询师提出变更用药的建议，将适当的案件向康复服务机构转诊；职业咨询师则根据工伤者潜在的工作能力为其推荐工作机会、安排就业职业培训、职业测试，协助工伤者再就业。

四是专业性还源自专门机构的监管。美国《联邦雇员工伤赔偿》规定，国家康复咨询办公室对联邦雇员的工伤康复项目进行监管，同时，对工伤康复的质量与及时性进行监控与评估。

4. 社会工作介入推动工伤康复服务的人性化和灵活性

美国工伤康复的灵活性与人性化来自社会工作服务发展的日益成熟。社会工作者常常扮演着多重角色：一是心理咨询师，社会工作者承担了对工伤者本人及其家庭成员提供心理干预与心理咨询的责任。二是代理人的角色，帮助工伤者同房东、水电公司及其他债权人就延缓履行债务进行协商；协助工伤者获得适当的医疗服务、协助职业病患者获得雇佣记录；为康复者提供便宜的求职广告。三是"秘书"的角色，对于那些存在英语理解障碍而不能全面了解自己权利的工伤者提供翻译服务，社会工作者还提供协调与跟进医疗与职业康复服务。工伤者通过到访或信件的方式，向当地政府的社会工作服务部门提出申请，而其享受这些服务几乎都是免费的。

工伤康复的方式与内容具有灵活性。在得克萨斯州，工伤者可享受职业康复咨询顾问提供的"一对一"的咨询与指导，享受个性化的康复计划的辅导。《宾夕法尼亚工伤赔偿法》规定，作为集体劳动合同的一部分，雇主同工人代表可以就工伤康复的具体方式与内容进行集体协商。同时康复中的"匹配度追踪"服务与"后续"服务是工伤康复灵活性的又一体现。"匹配度追踪"服务指工伤康复部门将同那些康复再就业的工伤者最少保持90日的联系，对劳动者同工作的匹配度进行追踪，以此确保其适应新的工作。"后续"服务是指，在必要时申请者需要再次启动再就业申请的，咨询师可以重启服务程序，如果劳动者在入职后再次失业，将帮助他们应聘类似的工作或协助其再次申请职业康复部门的服务。

（三）英国："人人享有康复"的高福利康复模式

英国以"福利国家"著称于世，拥有许多现代化的康复中心，在"人人享有康复"目标指引下的英国高福利康复模式，重视社区康复服务，提倡工伤全面康复服务，以保障职工的合法权益。

1. 实施全民康复服务

1946年英国颁布了《国民工业伤害保险法》，该法作为当时建立的国民保险法律的一部分，与国民健康服务、家庭津贴计划和社会救济等项目，构成了英国社会保障保护体系。英国提倡全面康复，各种职业康复服务受到工伤康复者的欢迎，得到政府的倡导。英国的全民康复旨在改善全民族的健康水平、提供医疗服务、支持医学科研事业的发展，通过在"健康区"的基层诊所或健康中心的"通科开业医生"实现。"通科开业医生"经过通科医院严格的培养考核方能执业，他们具有丰富的理论知识及实践能力，能解决90%以上的疾病的诊断、治疗、康复问题，是社区康复的主要承担者。"通科开业医生"不仅要了解病人及其家庭情况、工作生活环境，还要与其他医疗保健康复等单位进行联络。目前在英国，基本实现了"人人享有康复"。

2. 重视社区康复服务事业

英国是现代社区康复服务的发源地，拥有先进的社区康复服务模式，社区康复服务在英国卫生系统中具有非常重要的作用。英国政府按人口将全国划分成若干个地区，在此基础上细分成许多个"健康区"。地区可以从英国政府获得资金，然后根据情况将资金合理分配至所管辖的健康区。每个健康区内有"总医院"和许多"小型医院"、"康复中心"或"诊所"，社区中还成立了许多"服务点"。自上而下的康复服务网络形成英国特色的"全民健康服务"体系，真正实现了"人人享有健康权利"的目标。英国虽然是市场经济国家，但康复服务完全是计划调节的模式。国家卫生系统（National Health System，NHS）的康复经费中，至少40%用于社区康复服务，从服务人次看，社区康复服务占90%，医院康复服务占10%。由此看来，社区康复服务在英国起着极其重要的作用，基本实现了"康复在社区，大病在医院"。

3. 提倡工伤全面康复

英国将"全面康复"作为社区康复工作的理论依据和努力目标。全面健康旨在使残疾人在医疗、教育、职业、社会等方面，尽可能地获得康复。1986年，"英国伦敦皇家内科医师学会"在一篇题为《残疾医学及其展望》的报告中，阐明了在每一个"健康区"中为工伤人员提供服务的必要性，特别强调了因人而异及因地制宜地采取不同措施实现残疾人的全面康复。报告还指出，一方面，医疗康复不是单靠康复医学专业人员就能完成的，而要涉及诸如社会学、心理学等其他学科的专业人士；另一方面社区康复是包括教育部门、劳动部门、社会服务部门及其他组织在内的共同协作。英国政府要求，每一个有条件的健康区都要提供配套的服务，使工伤人员实现全面康复。

二 工伤康复体系建设的国内初探

我国工伤康复制度脱胎于旧的企业劳动保险体制，经过多年的探索和实践取得了较大的进展。特别是《工伤保险条例》的正式颁布，标志着我国工伤康复制度进入一个新的历程。虽然与发达国家相比，目前我国工伤康复体系在理念、立法、运行等方面尚处初始阶段，但香港、台湾、广东等地的工伤康复管理也形成了诸多宝贵经验。

（一）香港

香港并未沿袭英国"高福利"的工伤康复模式，而是在保持经济社会整体稳定的基础上缓慢地推进。非政府组织的大力介入既是香港工伤康复体系建设中的一大特点，也是香港工伤康复制度在妥协中发展的一个缩影。

1. 立法保障

香港工伤康复制度立法的发展在很大程度上是回归前港英政府面对被统治者的对抗及力求社会稳定开始加以推动的。从最初 1953 年的《劳工赔偿条例》到 1980 年的《雇员补偿条例》，再到 2002 年的《雇员补偿援助条例》，经过多次修改，香港工伤康复从立法角度上逐步建立了一个稳固的基础。

根据《雇员补偿条例》规定，所有雇主必须投购雇员补偿保险（俗称劳保），以承担雇主相应的法律责任。由于香港工伤保险由私营保险公司运行，《雇员补偿保险征款条例》规定了雇员补偿保险费中用于工伤预防和工伤康复的费用情况，以确保工伤预防和康复工作的顺利实施。1980 年香港成立了肺尘埃沉着病补偿基金，依据《肺尘埃（补偿）条例》规定，基金的运作经费来自对建造业和石矿业的征款，实行集体责任补偿制度。被诊断患上硅肺病或石棉沉着病的工伤员工依规可获得工伤补偿，以及相应的职业康复、社会康复等。

2.非政府组织的大力介入

在香港，工伤职工接受工伤康复服务可以通过公立和私营两个部门实现。公立部门的工伤康复服务主要是由医院管理局（Hospital Authority，HA）管理的医院或者康复中心提供。医院管理局是香港管理公立医院的法定机构，其资金主要来源于香港特别行政区政府。工人接受的职业康复服务大多是由医院管理局管理下的工作康复中心提供。

而一些职责固定、诉求清晰的非政府机构在工伤职工援助中发挥了重要作用。如1984年成立的香港工人健康中心提供包括个案管理社区康复、互助康复、工作场所康复和特殊疾病康复等多种跨学科和多机构间合作康复的模式。另一方面，香港劳工部和保险公司也会为工伤职工提供一些职业康复。如2003年劳工部和香港保险联合会发起"自愿康复计划"，帮助受伤职工恢复身体功能重返工作岗位。几十年来，香港的职业康复服务发展快速，进入职业康复前，康复机构都会对受伤职工进行全面的剩余工作能力评估，提供职业康复咨询和指导，有针对性地开展一些定向课程，还提供帮助伤残职工出租土地、代付培训费、贷款租赁店铺等服务，这些措施极大地提高了受伤职工重返工作的信心和重返工作率。香港职业康复政策只是其公共医疗政策中的一部分。预防、补偿和康复之间没有联系，没有一个整合三者功能的政策。也正是在此背景下，香港民间社会组织对于工伤职业康复的关注度不断加大。近年来，一些社会组织如香港工人健康中心，在推动职业康复技术、方法等发展方面都起到了重要作用，同时也对中国内地职业康复发展做了大量的指导与支持工作。

（二）台湾

台湾工伤康复始于1950年小儿麻痹大流行时期，在欧美国家康复医学的协助下，逐渐形成体系。

1. 立法保障

台湾地区的工伤保障制度大致可以分为两大体系。其一，依据《劳动基准法》所确定的职业灾害补偿。《劳动基准法》第59条规定："劳工因遭遇职业灾害而致死亡、残废、伤害或疾病时，雇主应依规定予以补偿。"为了减轻雇主基于《劳动基准法》所应承担的补偿责任，雇主可以通过《劳工保险条例》参加劳工保险，减轻其应当承担的补偿责任。《劳工保险条例》共设有普通事故保险与职业灾害保险两种，其中，职业灾害保险即为化解雇主职业灾害补偿责任而设。但是条例中也存在一些不规范、不充分问题。2001年台湾地区又制定了《职业灾害劳工保护法》，内容包括医疗复健、职能复健、社会复健、职业复健及其他法律、补偿等服务。

其二，依据《民法》确定的侵权责任。在《劳动基准法》之外，台湾地区还赋予劳动者在雇主存在过错的情况下，向雇主提起侵权诉讼、要求雇主承担侵权损害赔偿责任的权利，但是必须扣除基于《劳动基准法》《劳工保险条例》等获取的补偿。《劳动基准法》所确定的职业灾害补偿基于无过失责任，只要劳动者能够确定由于工作相关原因遭受事故伤害，雇主就必须承担补偿责任。但是基于侵权责任要求雇主承担赔偿的前提是雇主存在过错。由于职业灾害补偿与侵权赔偿之间有重合，台湾地区劳动者在要求雇主承担职业灾害补偿后，如果雇主存在过错，只能要求扣除补偿之外的赔偿数额。

2. 针对性的个案管理

当工伤事故发生后，在职工接受急性医疗或医疗康复的同时，实行有针对性的个案管理是台湾工伤康复过程中的一大特点。个案管理员在工伤康复服务中承担着治疗者、沟通者、教育者、联系者、管理者、协调者和研究者等多种角色，在工伤人员的身心康复中发挥着极为重要的作用。工伤事故发生后，个案管理员积极介入初始评估了解工伤职工的伤残情况，通过初始评估结果发现伤残个案人员是否有接受职业康复的需求与必要性。伤残职工进入工作能力评估与强化服务系统后，个案管理员针对其受伤情况进行初步分类，如依据个案状况选择直接复工、转介职训局制订职业训练计划、由劳保局进行工作能力评估及工作强化或其他安置方案。当工伤职工完成工作强化后，将协助其返回职场并依训练状况进行调整或使其进一步接受职务再设计等相关服务。个案管理员还会开展后续追踪工作，后续追踪期设定为1～3个月，之后再根据工伤职工的工作适应情况完成结案工作。

（三）广东

广州市是国内最早探索工伤预防、工伤补偿和工伤康复相结合新路子的城市。2001年率先成立了全国首家工伤康复机构——广东省工伤康复中心，为工伤职工提供了系统、全面的康复服务，并逐步发展职业康复和社会康复服务，促进了工伤职工重返岗位，重返社会。

1. 明确工伤康复的目标和范围

2002年广州颁发全国第一个专门针对工伤康复的地方政策性法规《广州市社会工伤保险工伤康复管理试行办法》，提出了"先治疗康复，后评残补偿"的基本原则。同时还制定一系列政策性文件法规，明确工伤康复的基本内涵和工作目标，理顺了工伤职工首次入院报告、工伤医疗追踪、早期康复介入、康复转诊、费用核销等各个业务环节及相关手续，形成了一个清晰的运作流程。广东还创造性地提出了首次入院报告制度，并通过工伤医疗追踪、建立工伤职工医疗档案等，将社保经办机构的服务性管理工作延伸到了工伤医疗工作的前沿，保证了工伤职工早期康复介入。

2. 完善工伤康复制度体系

在工伤康复试点和探索的基础上，广东省人力资源和社会保障厅制定了一系列法规政策及配套文件，如《关于工伤康复管理的暂行办法》《广东省工伤康复协议机构准入标准》《广东省工伤康复介入标准》《广东省工伤康复诊疗规范》《广东省工伤康复协议机构康复医疗服务协议书（试行范本）》《广东省工伤康复服务项目及支付标准（试行）》等。其中"工伤康复服务项目"和"工伤康复诊疗规范"经全国工伤康复咨询专家委员会论证后，作为国家标准在全国各地试行。

3. 强化工伤康复组织管理体系

按照《关于工伤康复管理的暂行办法》理顺工伤康复工作机制，重点推动省市联动、部门联动、地区联动的工伤康复服务网络建设。各地特别是珠三角城市基本明确部门工作任务，落实责任，初步形成了劳动保障行政部门负责规划指导和协调监督、社保经办机构负责医疗追踪和康复管理、各级各类工伤康复协议机构提供康复服务的，管理初步统一、业务基本规范、服务逐步到位的工伤康复组织管理体系。部分地市建立了工伤职工治疗情况动态管理机制，引导工伤职工及早接受康复治疗。

三　国内外工伤康复体系建设的启示

国内外不同做法为新时代背景下的工伤保险改革提供了多种选择和借鉴。虽然每个国家的国情和发展阶段不一样，工伤预防模式选择也不一样，但是至少以下四个方面，是值得我国现阶段工伤康复工作借鉴的。

（一）强化立法，为工伤康复提供更好的制度安排

虽然德、美、英与我国港台地区在立法进程与立法项目等方面都有所差异，但其共有的核心理念是对工伤事故发生前的工伤预防和工伤事故发生后的工伤康复极为重视。如德国在 1885 年就将工伤康复列入《工伤事故保险法》，强化工伤预防的重要性，同时认为发生工

伤事故之后，重要的不是补偿，而是要采取一切手段，尽可能使伤残职工恢复职业劳动能力并促使其重返工作。立法上将工伤康复视为伤残职工应尽的"义务"，强调所有因工作受伤害的职工，如果要申请伤残年金的话，都需要先接受工伤康复服务。

又如美国因受其自由主义与市场主义思想的影响，关于工伤康复的立法更多的是出于"人权"与"成本控制"的考虑。美国《职业安全与健康法》中就同时强调了职业安全与职业健康的重要性。法规中将工伤职工的劳动能力的恢复及就业视为伤残职工的权利，同时为减少财政支出，控制工伤保险管理成本，在工伤康复立法的演变进程中，逐步缩小政府的支出，更多地将工伤康复责任抛向市场，由市场化的私人康复机构提供更为专业的服务。我国港台地区关于工伤康复的立法比德美两国要晚，到 21 世纪才对其相对重视并加以完善，但从立法之初便强调工伤康复的重要性，为工伤康复提供更好的制度安排。

（二）管理协作，鼓励多方力量共同参与

从德国、美国及我国港台地区工伤康复管理组织体系可以看出，在工伤康复事体系建立过程中，政府机构只是制定相关的政策或为少量的特殊人群提供相应的康复服务，更多是将工伤康复特别是职业社会康复的具体服务工作，交给了其他机构或社会组织去运行。如德国工伤职业康复事业由联邦劳工和社会事务部负责，具体业务的操作与运行交给同业联合公会。德国的同业联合公会是一个非政府管理体系的社会团体组织，其管理者也是通过民主选举产生。同业联合公会主要工作包括基金的筹集、待遇发放、为工伤职工提供社会服务和事故的预防、医疗康复和职业康复等。同业联合公会几乎承担了德国工伤保险一切事务的管理工作。又如美国崇尚市场经济，工伤康复服务高度依赖私人康复企业与保险公司。美国社会保障性工伤康复项目只针

对那些伤残严重的工伤残疾人，对其开展的工伤康复项目提供资金支持；而一般伤残者的职业康复则依靠私人康复企业。由此，便形成了公共工伤康复机构与私人工伤康复机构"双轨"管理机制，其监管系统也包括联邦州政府工伤康复系统与私人部门工伤康复系统。我国香港地区民间的非政府组织对工伤康复发展有着举足轻重的作用。近年来，一些社会组织如香港工人健康中心，在推动职业康复技术、方法等的发展方面都起到了重要作用。同时香港的大量非政府组织也积极参与，为中国内地的工伤康复发展提供大量指导与支持工作。

（三）加大投入，多元化的经费保障

政府对康复经费的高投入是工伤康复运行良好的重要保障，在这特点上德国最为典型，德国目前伤残康复主要面对遭受职业伤害有需要康复者、患病失去或部分失去劳动能力者、21 岁以下失去劳动能力者、21 岁以下的伤残青少年和儿童四个群体，且每个群体都拥有明确的康复经费来源，经费来源主要涉及工伤保险基金、养老保险基金、医疗保险基金、政府财政补贴等。而美国虽各州工伤康复补贴不尽相同，但呈现出多元化高投入的特点。如 2004 年前，加利福尼亚州规定如果职工愿意接受工伤康复服务，对其工伤补偿的金额最高达1.6 万美元（含生活津贴）；至 2004 年后加州政府则改为为职工提供"转业补助金"，专项用于支付工伤职工接受职业康复训练与教育等方面产生的费用。英国采用的是高福利工伤康复模式。香港地区为伤残职工提供包括贷款租赁店铺、代租土地等相关服务。台湾地区不断加大对伤残职工职业康复费用的补助，据统计 2002～2013 年，台湾对伤残职工工伤康复费用的补助金额达到了 10433.266 万元之多。

（四）多措并举，完善工伤康复配套措施

一是加强专业康复人才培养。德、美、英及我国港台地区都十分

注重康复人才的培养与投入。如美国的职业康复咨询师（VRC），除了要获得硕士学位之外，还需接受两年的关于康复类的专门教育。德国的职业康复服务由专业的案例经理人和伤残经理人提供，且案例经理人与伤残经理人都需要获得相应的正规学历学位与丰富的从业经验。个案管理是台湾工伤康复建设一大亮点，近年来台湾对康复个案管理者的培养亦投入了较多资源。二是有效的康复资源整合。德国大力整合各类康复资源，对因病或因工不同类别的致残者，都有明确的负责机构与康复经费支持。此外，德国还成立了专门的协调中心协调各种管理部门的工作，这样就明确了不同原因致残的康复责任主体，避免了享有残疾康复的权益真空，从而建立了一个覆盖各类人群的工伤康复网络。三是完善的就业信息系统。美国有一个完善的职业信息系统，该系统对每份工作都做了简述并且提供了相应的身体状态与精神状态匹配条件，还专门制定了《职业名称词典》。随着网络技术的发展，美国还开发了新的职业康复信息网络系统（Occupational Information Network，O-Net），目前 O-Net 已经拥有了数千条职位信息。香港为残疾人的就业建立了较为全面的就业信息系统，工伤康复机构在指导就业方面，能够轻松地获取企业的就业信息。四是多种手段促进重新就业。美国残疾人就业更多是依靠市场的力量，立法上没有强制规定企业必须要雇用一定比例的残疾人，但在就业安置环节，为了鼓励雇主雇用康复残疾工人，大多数州建立了第二次伤害预防基金，对一些雇用残障工人的雇主进行评估，如果再次发生伤害，预防基金将给予企业一定补偿。德国为促进伤残职工就业，规定 15 人以上的公私立机构必须雇用至少 6% 的严重残障人员，否则就需缴纳相应比例的伤残补助金。我国香港特区政府为伤残职工提供求职服务信息与就业岗位。

第三章　中国工伤康复体系的建设历程及新时代背景下的建设思路

　　强健的体魄是每个人都渴望得到的，但工伤事故却是工业化进程中一个难以避免的产物。据国际劳工组织估算，全世界每年有接近 2.5 亿职工因工受伤，有超过 100 万劳动者在生产过程中丧生，且世界范围内有成千上万工人在存有事故隐患和职业危害的工作场所中工作，其社会后果之严重性，不容忽视。作为现代工伤保险制度的突出标志、社会文明和进步的重要体现——工伤康复，对恢复工伤职工的身体功能与劳动能力起到了举足轻重的作用。工伤康复是我国工伤保险制度的重要组成部分，是构建和谐社会和践行以人民为中心发展思想的重要体现。目前，工伤康复工作整体尚处于起步阶段，这与全面建成小康社会的目标和工伤职工的需求相比，还有较大的差距。应加快工伤康复体系建设，从根本上解决工伤职工普遍关心的突出问题，充分考虑工伤职工对美好生活的需求"升级"，让发展成果更好地惠及广大人民群众。

一　中国工伤康复体系建设的历史沿革

　　中国的工伤康复体系是随着工伤保险制度的改革而逐步建立和发展起来的。但相比数量庞大的工伤职工规模，我国的工伤保险制度建设相对滞后，工伤康复体系的建立和发展更是处于起步阶段。

（一）中国工伤康复体系的萌芽期

　　1951 年新中国成立不久，我国颁布了《劳动保险条例》，建立了适用于城镇职工的劳动保险职业，其中部分涉及了因工伤残人员的救治和康复性工作，当时工伤费用主要由企业来承担。

1990年，中国康复研究中心建立了我国首家且至今唯——家三级甲等康复专科医院。该机构集康复医疗、康复科技研究、康复人才培养、康复工程研究以及社会服务指导于一体，建立起一套较为完整的职业康复理论体系和工作流程。

1996年，劳动部颁布了《企业职工工伤保险试行办法》，首次将工伤保险作为单独的保险制度统一组织实施，结束了沿用40多年的企业自我保障的工伤福利制度。该办法明确提出"保障劳动者在遭受事故伤害和患职业病后获得医疗救治、经济补偿和职业康复的权利，各地应当依据本地区社会经济条件，逐步发展职业康复事业，帮助因工致残职工从事适合其身体状况的劳动"。这可以说是我国工伤康复制度的前身，标志着我国工伤康复制度的逐渐萌芽。

（二）中国工伤康复体系的形成期

2003年4月16日，国务院常务会议讨论通过了《工伤保险条例》，并于2004年1月1日起正式施行。条例中明确建立工伤保险制度的目的之一是"促进工伤预防和职业康复"，同时指出进行工伤康复的医疗费用由工伤保险基金支付。《工伤保险条例》出台后，我国工伤保险各项政策措施不断完善，相继出台了《工伤认定办法》《因工死亡职工供养亲属范围规定》《非法用工单位伤亡人员一次性赔偿办法》等一系列政策措施，推进了工伤保险的各项工作。《工伤保险条例》的出台，为我国各地开展工伤康复工作提供了制度依据，工伤保障功能开始向工伤康复和工伤预防倾斜。

2004年，劳动和社会保障部在广东、江西、山东、河南、黑龙江等地确立了一些试点医院，积极推行工伤康复的综合试点工作。2007年，又印发了《关于加强工伤康复试点工作的指导意见》以及

《工伤康复试点机构准入条件》，强调了工伤康复工作的重要性和必要性，要求各省、自治区和直辖市加快工伤康复的试点工作。同时明确了试点工作的目标要求，即"十一五"期间"初步形成以医疗康复为基础，以职业康复为核心，以促进工伤职工回归社会、从事劳动为目的，具有中国特色的工伤康复制度框架"。在《关于加强工伤康复试点工作的指导意见》的指导下，全国各省份都确定了1~2个城市及1~2家康复机构，分别作为本省份工伤康复试点城市及工伤康复综合试点单位，也标志着我国工伤康复制度的发展进入了实质性阶段。

（三）中国工伤康复体系的发展期

2008年，劳动和社会保障部制定了《工伤康复诊疗规范（试行）》《工伤康复服务项目（试行）》，这为工伤康复试点机构开展工伤康复服务工作提供了明确的业务指南和规程，也是工伤保险行政管理部门、社会保险经办机构和劳动能力鉴定机构进行工伤康复监督管理的重要依据。随后，各省份相继制定并出台了《工伤康复（试点）管理办法》和《工伤康复费用结算办法》等文件，这些文件因地制宜地根据当地康复技术发展水平，制定切实可行的康复管理办法和评估办法，从此我国的工伤康复工作真正做到了有据可依、有章可循。

2009年，国家人力资源和社会保障部进一步细化了对工伤康复试点机构的基本设施、场地、人才和技术等方面的要求，在全国范围内遴选了35家工伤康复试点机构，并依托广东省工伤康复中心的优势，建立全国工伤康复综合基地。

2010年12月，国务院在原有基础上调整颁布了新《工伤保险条例》，并于2011年1月1日正式实施。新《工伤保险条例》较原有的条例有了很大改进，对工伤预防、工伤康复费用做出了制度安排，使工伤预防、工伤补偿、工伤康复三位一体的制度框架最终形成。新《工伤保险条例》使我国工伤保险制度在注重工伤补偿的同时，进一步强化了事前的积极预防和事后的职业康复。新《工伤保险条例》更是第一次在法律规范中采用"工伤康复"这一完整概念，并首次以法律的形式予以保障。

2012年，国务院颁布《社会保障"十二五"规划纲要》，这也是未来工伤康复发展的纲领性文件。该纲要明确指出"加强工伤预防工作，深入推进以职业康复为重点的工伤康复工作"；实施社会保障重大项目，加强工伤康复示范平台建设工程，促进以职业康复为核心的工伤康复体系建设。这是完善工伤保险制度的重大举措，也是工伤康复事业发展的重要机遇。

二 中国工伤康复体系建设取得的成绩

回顾历史发现，我国工伤康复事业从无到有，从弱到强，在借鉴和探索中我国已初步建立起一套具有自身特色的工伤康复服务体系，从工伤康复的制度安排到服务内容与项目的设置等都取得了一些可圈可点的成绩，主要表现在以下几个方面。

（一）工伤康复制度先行，政策体系不断完善

立法是国家意志最直接的体现，通过立法可为实践行动提供政策依据和制度保障。近年来，我国工伤康复立法体系不断完善，既有宏观制度方面的指导性政策，又有部分工伤康复的具体细化规则，确保了工伤康复工作的有效实施。

一是我国先后出台了一系列有关工伤保险的宏观制度，明确了工伤康复在社会保障制度中的地位和责任。如早期《劳动保险条例》中确立了工伤康复的责权方和具体实施方，即规定了因工伤残人员的救治和康复性工作由企业来承担；1996年出台的《企业职工工伤保

险试行办法》首次将工伤保险作为单独的保险制度统一组织实施，明确提出"保障劳动者在遭受事故伤害和患职业病后获得医疗救治、经济补偿和职业康复的权利"；2004 年正式施行的《工伤保险条例》明确"促进工伤预防和职业康复"，并提出工伤康复的医疗费用由工伤保险基金支付；2010 年修改发布的《工伤保险条例》首次在法律规范中采用"工伤康复"概念，并进一步修订了工伤保险基金、工伤认定、劳动能力鉴定以及工伤保险待遇等内容与标准；2011 年颁布的《社会保险法》明确指出工伤保险是我国五大社会保险险种之一，是社会保障制度的重要组成部分。

二是中央和地方分别出台了工伤康复相关行业细则，积极探索工伤康复试点工作。2004 年《工伤保险条例》颁布以后，我国陆续在广东、江西、山东、河南、黑龙江等地确立了一些试点医院，积极推行工伤康复工作的综合试点工作；2007 年，劳动和社会保障部印发了《关于加强工伤康复试点工作的指导意见》与《工伤康复试点机构准入条件》，明确全国各省份确定 1~2 个城市及 1~2 家康复机构作为本省份工伤康复试点城市及工伤康复综合试点单位；随后，在国家相关文件指导下，各省份相继制定并出台了《工伤康复（试点）管理办法》《工伤康复诊疗规范（试行）》《工伤康复服务项目（试行）》《工伤康复费用结算办法》等文件，明确了工伤康复的诊疗规范、服务项目、经费结算等业务指南和工作规程；2009 年，国家进一步细化了对工伤康复试点机构的基本设施、场地、人才和技术等方面的要求，在全国范围内遴选了 35 家工伤康复试点机构，试点推广工伤康复相关工作。

（二）工伤康复观念转变，认可程度不断提升

十八大以来，以习近平同志为核心的党中央从民生关切着手，进一步提出了推进健康中国建设，指出"人民身体健康是全面建成小

康社会的重要内涵""树立大卫生、大健康的观念",全民健康意识以及康复观念进一步转变,工伤康复认可程度不断提升。

一是工伤康复在宏观政策中的转变。2002 年,卫生部等部门颁布《关于进一步加强残疾人康复工作的意见》,提出 2015 年实现残疾人"人人享有康复服务"的目标;2006 年《劳动和社会保障事业发展"十一五"规划纲要》提出要"逐步建立适合我国国情的工伤康复制度","加强工伤预防与职业康复示范建设";2012 年《社会保障"十二五"规划纲要》强调"推进以职业康复为重点的工伤康复工作,提高工伤职工重返就业岗位的比例"。该纲要是社会保障方面的纲领性文件,将工伤康复纳入国家相关规划体现了工伤康复在国家宏观政策中地位的转变。

二是工伤康复在运行职能上的革新。首先,工伤保险的管理从注重"事后处理"的工伤补偿向注重"源头治理"的工伤预防和"事中治疗"的工伤康复转变。《工伤保险条例》中明确工伤保险制度的目的是"促进工伤预防和职业康复",同时各地施行的《工伤康复管理办法》中明确指出工伤职工必须"先康复治疗,后鉴定补偿",职工在定点机构接受康复的费用完全由工伤保险基金支付,工伤康复并不影响工伤保险补偿。其次,工伤康复的服务重点从过去低水平的疗养医治向职业社会康复转变。成立中国唯一一家三级甲等康复专科医院的中国康复研究中心于 1988 年设立社会职业康复科,并形成了一套完善的社会康复和职业康复体系;2001 年广州市建立首家工伤康复中心,率先探索开展职业社会康复服务工作,并首创"医院+企业+社区(家庭)"无缝链接的"以医疗康复为基础、职业康复为核心,促进工伤职工全面回归社会和重返工作岗位"的工伤康复服务模式。

三是工伤康复社会观念的改善。"先康复后补偿"是德国工伤保险实施的重要理念和基本原则并取得了良好的效果。近年来,工伤康复作为工伤职工一项非经济补偿待遇，其重要性逐渐被工伤职工所认识，同时不少省份在政策上明确工伤职工接受工伤康复并不影响工伤保险补偿，进一步消除了工伤职工对工伤康复的疑虑，主动放弃工伤康复的现象不断减少。据统计，2009～2011年湖南工伤康复中心累计接受职业康复服务量达5772次，累计接受社会康复服务量达8125次。总的来说，在全国各地的工伤康复实践探索中，职业社会康复理念正逐步被接受并逐步融入实践中。

表3-1　2009～2011年湖南职业康复服务内容及人数统计

年份	项目	电脑技能培训	手工技能培训	电工技能培训	就业咨询与指导	汽车驾驶培训	工作强化训练	职业能力评定	职业回归跟踪	职业康复需求调研	尘肺培训
2009	人数	312	45	8	282	196	18	34	644	322	0
	人次	6019	45	8	386	1011	120	119	644	322	0
2010	人数	374	54	10	338	362	22	42	776	398	18
	人次	7343	54	10	499	2441	146	145	776	398	18
2011	人数	430	62	12	391	388	59	113	800	458	123
	人次	8444	62	12	590	2656	168	312	800	458	123

表3-2　2009～2011年湖南社会康复服务内容及人数统计

年份	项目	院内社区康复服务				社区外展服务			
		建立工伤档案	个案辅导	小组辅导	"梦想家园"互助组	组织病友外出	家居环境改造	个案跟踪（随访服务）	家庭探访
2009	人数	663	663	52	55	132	6	644	12
	人次	663	2152	264	123	194	12	865	12
2010	人数	794	794	101	60	127	11	786	26
	人次	794	2599	521	175	200	22	1022	31
2011	人数	814	814	339	67	317	16	801	31
	人次	814	2864	1052	185	502	30	2001	33

　　资料来源：主要根据湖南省人力资源和社会保障厅以及湖南工伤康复中心数据整理并计算而来。

（三）工伤康复网络初建，服务体系不断健全

一是不断完善工伤康复服务网络。随着我国工伤康复制度的不断健全，我国工伤康复服务网络获得快速发展。1996 年《企业职工工伤保险试行办法》的出台标志着我国工伤康复制度的萌芽，在此基础上，2001 年全国第一家工伤康复中心在广州建立。2004 年《工伤保险条例》颁布后，我国积极推行工伤康复的综合试点工作，随后广东、江西、山东、河南、黑龙江等地确立了一些试点医院。2012 年国务院颁布了《社会保障"十二五"规划纲要》，明确指出构建国家级、区域性工伤康复示范机构与地区级工伤康复服务机构相结合的工伤康复服务体系。在这一政策指引下，我国工伤康复工作快速发展，截至 2015 年，我国已在全国范围内确立首都医科大学附属北京康复医院、同济大学附属养志康复医院、广东省工伤康复医院、重庆西南医院等 4 家区域性工伤康复示范平台，确立北京康复中心等 35 家试点工伤康复医疗机构，建立超过 200 家签订服务协议的工伤康复机构，已覆盖全国 31 个省、自治区、直辖市，初步形成了工伤康复服务网络，一定程度上缓解了工伤职工的康复需求。

二是政府购买、签订服务协议的管理模式不断得到规范。近年来，虽然我国工伤康复工作取得了一定的成效，但与全面建成小康社会的目标和工伤职工的需求相比，还有着较大差距。目前，体制机制尚不完善，相关政策尚不健全，技术标准制定和执行刚刚起步，工伤康复服务能力不足且不平衡，工伤康复管理有待进一步规范和加强。为提高工伤康复服务质量和水平，各地工伤保险经办机构充分利用当地医疗康复资源，积极探索政府购买、签订服务协议的管理模式，协商规定了服务内容、服务质量、服务范围、费用结算、费用审核与控制等，工伤康复医疗机构的服务行为不断得到规范。

（四）工伤康复技术提升，人才队伍不断壮大

从 2001 年我国首家工伤康复专业性服务机构在广州成立以来，经过十几年的发展，我国的工伤康复不断得到重视，技术不断提升，人才队伍不断壮大。一是工伤康复服务项目开展特色化，康复技术不断提升。广东省工伤康复中心作为全国集康复、教学、科研、预防为一体的康复专科机构建立起以神经康复、骨创康复、烧伤康复为特色的专业技术体系，提供包括早期介入、医疗康复、职业康复、社会康复、康复辅助器具配置等各具特色的工伤康复服务。全国享受工伤康复政策的工伤职工逐年增多，在系统规范的工伤康复治疗下，工伤职工的生理机能、自理能力和心理状态明显改善。青岛市工伤康复中心对 2009～2011 年门诊和住院的 3636 人次工伤康复职工分析发现，骨科康复有效率达到 100%，高达 70% 的工伤职工重返工作岗位。

二是康复医学专业培养体系建立，人才队伍不断壮大。自 20 世纪 80 年代现代康复医学被逐渐引入我国并运用至工伤康复行业，康复人才紧缺一直是制约工伤康复发展的短板。目前，我国一些医学高等院校、职业院校陆续开设了康复医学专业课程，初步建立了康复医学与康复治疗学亚专科培养模式，不断培养和输送符合社会需求的应用型康复治疗人才。全国康复医学资源 2015 年调查结果显示，全国共有康复治疗专业技术人员 27494 名，其中康复专科医生有 3728 名，人才队伍不断壮大，但国内康复医学专业人才仍存在着巨大缺口。如果按照国际水平来衡量，我国康复治疗师存在着几十万人的缺口。而我国现在开设康复治疗学的本科院校不到 100 所，每年康复科（包含医生和治疗师）毕业生在 1 万人左右，按这个培养速度，至少需要几十年才能赶上国际平均水平。

（五）工伤康复大胆尝试，探索试点稳步推进

随着国外工伤康复理念和技术的逐步引入，我国开始大胆尝试积

极开展工伤康复工作。2007年在《关于加强工伤康复试点工作的指导意见》的指引下，我国工伤康复的试点项目与范围进一步扩大，形成了一些可复制的成功经验。

一是在工伤康复服务上积极探索"哑铃式康复服务模式"。根据国外的康复经验，早期康复介入和职业社会康复在工伤人员的治疗效果和再就业返岗方面具有显著的作用。虽然当前我国大多数工伤康复医院侧重于工伤职工的医疗康复环节，但已有部分工伤康复医院积极探索早期康复介入和职业社会康复，如湖南省工伤康复中心（湖南博爱康复医院）自2006年成立之初就探索建立以医疗康复为基础，早期干预与职业社会康复并重的"哑铃式康复服务模式"。中心设立资源中心，通过"快报制度"和工伤信息系统获得工伤职工信息，加强早期介入，把握工伤康复治疗的黄金时间；同时，不仅在康复医院开展职业训练，还与长沙市职业介绍中心、长沙市职业培训中心达成协议，为工伤职工提供职业培训、职业介绍、岗位探访等一系列的职业康复服务。

二是在工伤康复管理上积极探索"政府购买、协议管理模式"。为充分利用我国优势康复医疗资源，明确工伤康复服务能力、服务质量、服务人群、服务范围等方面的客观标准，目前我国积极探索工伤康复服务机构"政府购买、协议管理模式"。首先由受理医疗机构提交资料，然后工伤保险管理部门审查资料、实地考核、综合评估，最终确认并签订服务协议。实行工伤康复政府购买、协议管理的模式，一方面能有效地规范工伤康复协议服务机构的行为，合理控制工伤康复服务成本，保证工伤保险基金的合理使用；另一方面能有效地提高工伤康复服务质量，方便工伤职工就医，满足工伤职工的医疗、康复需求。同时，相关部门还对工伤康复协议服务机构实施动态管理，开展不定期检查考核和救治效果评价，建立优胜劣汰机制。

三 中国工伤康复体系建设存在的问题

目前，各地积极探索试点工伤康复工作，在制度整体建设、机构运行管理、康复服务内容等方面取得了一定的经验和成绩，为工伤康复制度在我国的进一步完善与发展奠定了坚实的基础。但总体来说，我国工伤康复制度还处于初步探索阶段，不论是宏观康复制度层面、中观管理和运行层面，还是微观康复技术和人才队伍方面，都暴露出一些问题，制约着我国工伤康复体系的长远发展。

（一）康复观念存在误区，与现代康复发展要求有偏差

第一，工伤康复服务内容仍以医疗康复为主，职业康复和社会康复发展不足，康复"早期介入"难以实现。总的来看，全社会乃至专业康复人员对于康复的理解大多停留在医疗康复层面上，对职业康复、社会康复的认识非常有限，同时也未受到相关部门的足够重视。在具体的康复措施上，一些省份仍以身体训练为主，职业和社会能力的康复训练较少，甚至处于空白阶段。康复治疗的"早期介入"是工伤康复的关键；康复介入越早，恢复效果越好。因而在工伤患者住院期间，康复医疗人员就应主动前去向其介绍和推荐工伤康复。但是由于硬件设施、医疗技术或者观念和意识的不到位，这种主动寻找工伤病人的情况很少，而且存在工伤职工就诊的综合医院不配合康复专家工作的现象。

第二，大多数劳动者对国家工伤保险政策知之甚少或是对工伤康复认识模糊，对"先康复后补偿"做法心存疑虑。理论上讲，从2004 年起我国工伤保险制度就可以为工伤职工提供免费的康复治疗，康复服务机构的建立也为工伤职工康复提供了场所和条件，但是真正接受康复治疗的伤残劳动者非常少。根据北京市致诚农民工法律援助

中心公布的一份农民工工伤康复与再就业的调查报告，受访的 73 位工伤农民工中，没有一位农民工接受过康复治疗，甚至没有一位农民工真正了解工伤康复。认识的不足使众多工伤劳动者丧失了工伤康复的权利和机会。"先康复后补偿"是德国工伤保险实施的重要理念和原则，并取得了良好的效果。但是，我国大多数工伤劳动者关心最多的是工伤赔付，往往是出于担心康复后影响评残等级和补偿待遇而排斥工伤康复，这也成为影响康复"早期介入"的重要原因。根据广州市工伤康复中心对工伤职工的一项调查，关于选择康复后的低补偿还是不康复的高补偿，很多工伤职工选择了后者。在实际工作中，也不乏工伤职工拒绝工伤康复治疗的案例。

第三，相当部分的企业对工伤康复缺乏积极性，不愿意承担责任，故意拖延或阻碍工伤职工进行工伤康复，导致众多工伤劳动者延误了康复治疗的最佳时机，甚至丧失康复机会。据统计，苏州市2011 年工伤保险参保人数为 300 多万人，工伤认定人数有 3 万人，而进行康复的工伤职工只有 300 人左右，仅占工伤认定人数的 1% 左右。青岛市工伤康复工作起步较早，2011 年工伤保险参保人数为 214万人，工伤认定人数为 5600 人，进行康复的工伤职工也只有 400 多人，占工伤认定人数的 7% 左右。

（二）康复政策有缺陷，未能建立适应经济改革和工业化进程的工伤康复制度

工伤康复政策的缺陷源于法制的不健全。新《工伤保险条例》提高了赔付标准，并指出工伤职工进行工伤康复的费用由工伤保险基金支付。但是对于工伤康复经费的提取比例、康复费用的具体用途、工伤康复机构定位和经费来源、康复与治疗的衔接等问题却没有给予明确规定，导致各地工伤保险经办机构以及康复机构在很多具体问题上处于迷茫状态。例如，由于"工伤康复机构如何定位，能否被视

为社保经办机构，经费问题如何解决"等现实问题无法解决，工伤康复机构的生存和发展受到严重影响。有些地方鉴于基金"结余过多"一哄而上地建立康复医院，脱离国情和当地发展实际；有些地方则是在与地方医院康复科室合作的过程中，因缺乏完善的付费机制和评估机制而出现"吃工伤"现象，造成资源浪费严重。

工伤康复作为工伤保险的主要内容之一，目标是恢复和提高伤残职工生活自理能力和职业劳动能力，但是由于没有厘清康复与治疗、评残、补偿的关系，实际工作中问题重重，"康复早期介入""先康复后补偿"等做法也难以得到有效贯彻实施。存在的问题包括当工伤康复结束后是否需要重新评残；对于大多数农民工领取一次性待遇并终结劳动关系后，各种后续治疗和康复问题如何解决等。

职业康复是工伤康复的核心部分。实践中往往需要相关配套政策给予支持，但目前专门针对工伤职业康复的制度体系尚少，与科学化管理尚有距离。如湖南省制定了详细的《工伤康复诊疗规范》和《工伤康复服务项目》，但文件中对于可开展的职业康复的服务内容及服务范围的规定仍较少，不到 50 项，明显难以适应职业康复工作的开展。又如工伤职工重返就业、重返社会前，需要针对其工伤状况及心理意愿，提供专业性的技能培训及家居环境改造服务，但目前工伤基金支付项目类别中，这些项目仍暂无政策可依（无法取得工伤基金支付保障），严重影响了职业康复的推广。

（三）康复资源稀缺，专业人才匮乏

与巨大的康复需求相比较，工伤康复资源供给绝对量远远不足，供需矛盾依然突出。根据广东工伤康复中心唐丹的测算，即使将我国目前所有的康复机构都全部有效地利用起来，也只能为 30 万病人提供 2 个月左右的康复治疗。然而，我国每年新增工伤病人达 100 多万人，其中有康复价值的病人约有 30 万人，加上旧伤复发的，全国每

年需要康复的工伤病人超过 40 万人，这还不包括由于其他原因致残的需要康复的病人。近年来，一些综合医院相继设立了康复科室，包括隶属残联的一些社会康复机构也在不断涌现，但是它们所提供的服务大多只是医疗康复，职业康复和社会康复几乎是空白的，难以满足工伤职工的需求。

工伤康复资源过少的同时，康复基础设施、康复技术和专业人才也不足。人力资源和社会保障部在工伤康复试点机构的评估工作中发现，部分机构康复床位、康复业务用房面积未达到标准要求，康复设备器材较为简陋，有些机构器材甚至短缺；科室设置不够齐全，部分试点机构没有独立的康复评定室、言语治疗室和康复支具室；在人员配备上，存在专业技术人员总量不足，学历偏低，结构不合理，特别是经正规培训的康复治疗师普遍较少等问题；康复专业技术人员的合理调配与继续教育工作亟待加强等。目前，我国康复医疗专业人员只有不到两万人。我国开办康复治疗专业的大学本科院校只有 75 所，专科院校 158 所，每年康复治疗专业毕业生总数仅约 8000 人，而且超过七成为专科学历。大部分康复机构的业务技术人员所占比例低、康复专业技术人员所占比例低、康复专业技术人员学历层次总体较低，甚至在某些康复服务机构中，出现非专业技术人员与专业技术人员倒挂的现象，严重影响了康复服务的提供及康复事业的发展。

四　新时代背景下中国工伤康复体系建设思路

"带领人民创造美好生活，是我们党始终不渝的奋斗目标"，"始终把人民利益摆在至高无上的地位，让改革发展成果更多更公平惠及全体人民"，这是十九大报告为广大人民群众勾画出的一幅美丽的民生蓝图。在新时代背景下，面对工伤职工日益增长的美好生活需要，十九大报告在我国社会保障体系基本建立的基础上，进一步提出了更高的要求和新的奋斗目标，即明确"完善失业、工伤保险制度"，"实施健康中国战略"，"建立全国统一的社会保险公共服务平台"，"加强社会保障体系建设"，"全面建成覆盖全民、城乡统筹、权责清晰、保障适度、可持续的多层次社会保障体系"。十九大的召开开启了全面建设社会主义现代化国家的新征程。新时代凝聚着新思想，新时代展现着新使命。在科学研判世情、国情的基础上，党中央牢牢把握我国发展的阶段性特征和人民群众对美好生活的向往，对新时期社会保障体系做出了重大部署。作为社会保障体系的重要组成部分，工伤康复体系建设既是帮助工伤职工保持和恢复适当职业能力，实现"三大回归"的重要途径，更是工伤保险事业全面贯彻落实科学发展观、保障社会稳定和谐发展的具体体现。因此，要加快我国工伤康复体系建设，探索新时代背景下的发展思路和重点任务，切实为广大工伤职工架起一座自尊、自爱、自信、自强的"桥梁"。

（一）指导思想

高举中国特色社会主义伟大旗帜，深入贯彻习近平总书记系列讲话重要精神和治国理政新理念、新思想、新战略，坚持以人民为中心，以改善民生为重点，充分利用现有医疗和康复资源，紧紧围绕"抓住一条主线、依托一个平台、创建分级网络、构建三大基地、突出六个重点"的战略思路，促进以医疗康复为基础、职业康复为核心、社会康复为纽带的工伤康复体系建设，最大限度地实现工伤职工重返家庭、职业、社会的"三大回归"目标，推动工伤康复事业的发展，让全面建成小康社会的发展成果更好更多地惠及广大工伤职工。

（二）基本原则

——以人为本，保障公平。坚持以人民为中心、全面康复的发展理念，突破传统思维的束缚和阻碍，制度上充分体现对劳动者身体健康和生命价值的尊重，坚持保障和改善工伤职工民生，逐步增进工伤职工福祉，稳步提高工伤康复服务标准、完善服务内容、突出服务重点、健全服务体系，实现应保尽保、伤残与保障相匹配。

——两个转变，三大回归。坚持工伤预防、补偿、康复三位一体协调发展，在不断巩固和完善工伤补偿制度、提高补偿标准的基础上，稳步增加工伤预防和工伤康复投入，积极创新工伤康复服务体系，实现由注重事后补偿向注重事故前预防与事故后康复转变，由注重医疗救治性康复向注重职业社会康复转变，以最大限度地促进工伤职工回归家庭、回归社会、重返工作岗位。

——政府主导，社会参与。工伤康复属于政府行为，具有很强的政策性和强制性，要坚持政府主导与社会参与相结合。由工伤保险主导政策制定、伤残鉴定、基金使用、机构准入等重要环节，切实保障工伤职工的合法利益。同时要充分发挥市场引导机制，采取购买服务等多元市场运作模式，鼓励和支持社工组织等社会机构的广泛参与，以辅助工伤康复的顺利开展。

——因地制宜，改革创新。坚持问题导向，注重民生改善，针对工伤职工反映集中的、突出的、强烈的工伤康复需求，解放思想、因地制宜，在理论上勇于创新，在实践上大胆探索，努力健全和完善工伤康复管理体系和服务体系，全面提高工伤职工的满意度和幸福感。

（三）战略思路

构建以医疗康复为基础、职业康复为核心、社会康复为纽带的工伤康复体系，是一个复杂的系统工程，其涉及的部门广、任务重。因而，在建设过程中要主次有序、轻重得当，着重围绕以下几个方面的战略思路展开。

——围绕一条主线：最大限度地促进工伤职工重拾信心，重新回归家庭、职业、社会，实现有尊严的生活、有体面的工作。这是工伤康复服务体系建设的根本目标和行动准则，要科学把握新时代的显著特征，为未来工伤康复体系建设明确改革目标与发展方向。

——依托一个平台：构建"互联网＋康复"的工伤康复信息化服务平台。积极运用互联网、大数据等现代科技，积极开展工伤康复相关的诊疗服务、政务服务、电子商务服务等，不断拓展工伤康复服务的空间和内容，增强工伤康复服务的针对性和互动性，提升工伤康复服务能力和效率。

——构建三大基地：建立工伤职工康复互助基地、工伤职工返岗培训基地、工伤康复治疗人才培训基地，这是工伤康复服务体系建设的重要支撑。一方面加强工伤康复专业人才培训，不断提高康复技术水平，帮助工伤职工恢复身体功能；另一方面针对工伤职工容易陷入自我颓废、自甘堕落等消极生活状态的问题，加强康复互助基地建设、就业返岗培训，切实帮助工伤职工重拾信心、重新找到实现自身价值的平台，实现真正意义上的"三大回归"。

——创建分级网络：各级专业康复服务机构、社区康复服务站、居家康复，是我国工伤康复服务体系主要构成部分，是开展工伤康复服务的重要场所。充分利用现有医疗和康复资源，采用购买服务和协议管理等方式，逐步构建以各级专业康复机构为核心，以社区康复服务站与居家康复为补充的功能完备、分布合理的工伤康复新格局。

——突出六个重点：完善工伤康复服务内容、突出工伤康复服务重点，强化工伤预防与早期介入、医疗康复、职业康复、社会康复、心理与教育康复、个案管理与追踪服务等，将职业社会康复贯穿始终。

（四）重点任务

重点突破，以点促面，带动全局，是唯物辩证法的基本要求，也是新时代背景下我国工伤康复服务体系建设的工作认知与方法论。紧

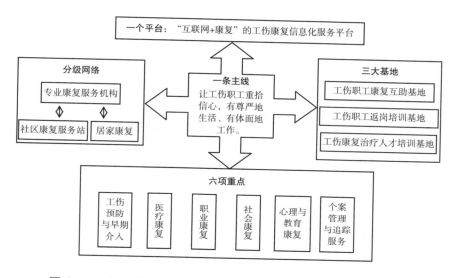

图3-1　新时代背景下工伤康复服务体系建设的战略思路

紧围绕工伤康复服务体系建设的战略思路，抓住关键环节，突出重点任务，以大力度实举措构建既符合我国国情又具备国际视野的工伤康复体系。

1. 构建布局合理、功能完备的工伤康复分级服务新格局

工伤康复服务机构是为工伤职工提供工伤康复服务的核心基础。要充分利用现有医疗和康复资源，加快工伤康复服务机构建设，构建以专业性工伤康复医疗服务机构为核心，以社区康复、居家康复为补充的分级康复服务网络。

（1）加强不同层次的专业性工伤康复医疗服务机构建设

2012年，国务院颁布了工伤康复发展的纲领性文件《社会保障"十二五"规划纲要》，明确提出要将工伤康复示范平台列入社会保障重大建设项目，加快构建国家级、区域性工伤康复示范机构与地区级工伤康复服务机构相结合的工伤康复服务体系。目前，全国已遴选了4家区域性工伤康复示范平台，有35家试点工伤康复医疗机构，

超过 200 家签订服务协议的工伤康复机构，已覆盖全国 31 个省、自治区、直辖市，初步形成了工伤康复服务网络，一定程度上缓解了工伤职工的康复需求。因此，应引导和激励通过考核标准的国家级和区域性工伤康复示范机构，重点坚持以康复临床需求为导向，优化康复服务内容和质量，完善康复技术规范和标准，探索康复前沿技术和管理模式，充分发挥其在康复科研、康复人才培养、对外交流合作方面的引领示范作用；鼓励和支持评估尚未达标的地区级工伤康复服务机构，重点改善康复设施设备，提高康复技术水平，促进工伤职业康复和社会康复发展，为工伤职工提供精准化、个性化、专业化服务。

（2）加强社区康复和居家康复服务建设

当前，我国工伤康复需求人群与服务供给分布存在巨大矛盾，即大量分散的工伤康复服务人群与少量集中的工伤康复专业服务机构之间存在矛盾。大量有康复服务需求的工伤职工往往需要从各地奔赴少量专业性康复医疗服务机构和部分提供康复服务的综合性医疗服务机构，这无疑给工伤职工带来了不必要的负担和麻烦。特别是工伤职工由于伤残程度不一，一部分伤残程度较轻的工伤职工并不需要到专业性康复医疗服务机构接受康复，他们往往只需就近接受康复咨询和指导；另一部分伤残程度较重的工伤职工即使完成专业性的康复治疗返回家庭后，仍旧需要不定时接受康复训练和指导等。这些情况则迫切需要社区康复服务和居家康复指导。从国际上看，目前社区康复、居家康复也是一种经济有效、覆盖面广，在家庭和社区层次上为残疾者提供康复服务的新途径。因此，应鼓励和支持各地政府充分利用初级卫生保健网络和社区服务网络，采取购买服务等方式，为社区内工伤职工提供医疗康复、教育康复、职业康复和社会康复等服务。

（3）健全分层级分阶段的双向转诊康复医疗服务制度

目前，我国医疗卫生服务体系已初步建立分级医疗双向转诊制度，然而，我国康复医疗服务体系由于服务网络尚未建设完备，难以实现工伤职工在综合医院与专业性康复医疗服务机构、基层社区康复服务站的分级诊疗、双向转诊。为实现工伤职工"恢复期进康复医院，日常康复进社区"这一目标，应加快建立由综合性医院康复医学科、专业性康复医疗服务机构和基层社区康复服务站组成的省、市、县、区、乡镇联动的康复医疗服务体系，建立以技术支援协作为纽带的双向转诊和技术合作机制，切实满足工伤职工享有分阶段享受康复医疗服务的公平性和可及性需求。同时各级康复服务机构要明确分工，综合性医院康复医学科以危急重工伤患者的临床康复为重点，为危急重工伤患者提供早期康复介入和康复技术指导，减少残疾的发生或降低残疾程度；专业性康复医疗服务机构承接稳定期的工伤职工转介服务，待工伤职工转入专业康复医院后为其提供全面综合、专业化的康复治疗，改善或重建患者的身体功能，并为工伤职工回归家庭、社区、工作岗位做好技术指导；社区康复服务站承担工伤患者后续的康复指导和服务工作。

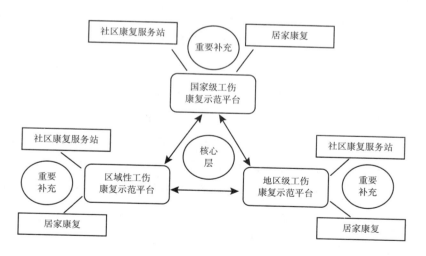

图 3-2　分级康复服务模式

2. 拓展和丰富工伤康复服务内容

根据各地推行的工伤康复管理办法规定，工伤康复主要包括医疗康复（含康复检查和康复辅助器具装配）与职业康复。然而目前，我国各地开展的工伤康复主要侧重于医疗康复内容，而忽视了工伤康复服务的其他重要服务项目和内容。建立健全工伤康复服务体系应加强工伤预防与早期介入、医疗康复、职业康复、社会康复、心理与教育康复、个案管理与追踪服务等六个方面的重要内容。

（1）突出早期临床康复介入

早期临床康复介入是现代康复的重要特征，是工伤职工获得最佳康复效果的重要途径。康复临床实践反复证实，早期康复远比后期治疗重要，科学的康复训练开始得越早，康复效果越显著，尤其是发病后的前三个月是获得康复治疗理想效果的最佳时机。但由于工伤职工康复意识不足、工伤康复经办人员专业知识匮乏，以及康复早期介入触及工伤救治医院的切身利益等多重原因，目前工伤康复早期临床介入工作难以有效开展，往往导致工伤职工出现肌肉萎缩、关节挛缩、运动平衡障碍等"康复废用综合征"，特别是颅脑外伤、脊髓损伤、烧伤、截肢等工伤残疾人员，如果长期卧床、静止不动可导致肌肉萎缩、心肺功能下降、褥疮等现象，给后续康复治疗带来严重困难。因此，鼓励支持早期康复介入，在工伤康复定点医院开设工伤康复咨询和受理窗口，对符合住院进行工伤康复的病种、功能障碍依据、禁忌证等制定详细的操作细则，一旦工伤职工急性期后生命体征平稳，病情稳定，便立即实行工伤康复早期介入，同时创建工伤康复转介快速通道，对工伤康复转介对象进行科学分类，提供有针对性的转介指导，以促使康复训练与临床治疗同步开展，把握最佳工伤康复时期。

（2）提高医疗康复专业技术水平和服务质量

医疗康复是工伤康复的重要基础和关键，也是工伤康复服务建设的核心竞争力，没有它，职业康复和社会康复将无从谈起。医疗康复主要包括神经康复、脊髓损伤康复、骨创烧伤康复、运动作业疗法等多个方面的康复评定、康复治疗和康复护理。提高医疗康复专业技术水平和管理服务质量，首先要紧随现代康复医学专业发展，积极借鉴国内外先进现代康复技术，加强重点特色优势医疗学科建设，通过学科带头人传帮带并组织康复骨干加强学习与交流，提升专业医疗康复技术服务水平；其次加大对工伤康复服务机构的财政支持力度，加强机构硬件和软件建设，加强医疗康复标准化建设，不断提升管理水平、服务质量和规范化服务水平。同时加强工伤康复护理工作。工伤康复护理是整体康复医疗体系中的一个重要环节，为工伤职工恢复其活动能力、日常生活能力、劳动和社会工作能力提供了医疗保障。工伤康复护理员不仅是一个康复医疗护理者，更应充当工伤康复的促进者、教育者、组织者、政策咨询者和信息提供者，以满足工伤患者在安全、卫生、预防、适应、运动、工作、生活和学习方面的需求。

（3）加强工伤职业康复，最大限度地提高工伤职工返岗水平

工伤职业康复是工伤康复的核心部分，是促进工伤职工就业返岗的重要环节，也是工伤康复区别于大康复的关键。授人以鱼不如授人以渔，简单输血不如改善自身造血功能。工伤职业康复主要包括职业评定、咨询、培训和指导等内容。长期以来，我国并未认识到工伤职业康复的重要性，工伤康复机构涉及职业康复的服务内容较少，且当前我国对工伤职工缺乏针对性的就业帮扶政策，许多工伤职工尤其是持以短期劳动合同甚至无劳动合同的工伤职工在工伤事故后就业难甚至失业的现象比比皆是。因此，首先要强化职业能力评定，包括对伤残人员心理状况、身体素质、能力限度、技术水平等进行的综合评价。职业评定可在职业康复的全过程根据不同的目的进行多次职业评价确定就业目标。其次是加强职业咨询，针对职业评定结果以及工伤职工的特殊就业情况进行综合考察，帮助工伤职工解决重返工作过程

中出现的问题。再次是对工伤职工进行职业训练。开展职业训练时围绕工伤职工所选定的就业目标在职业技术、工作速度、产品质量、精力集中、心理平衡、人际关系、社会行为等方面进行模拟仿真训练。最后是加强职业指导。审阅职业康复档案，对工伤职工的身体状况、特殊能力、兴趣爱好、经济状况等进行综合考量，对工伤职工职业选择提出具体建议，同时待其就业后，还要进行跟踪服务，对职工就业情况进行评定，并根据需求进行再培训。

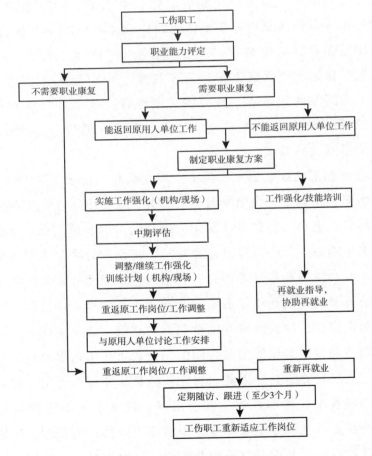

图 3-3　工伤职业康复基本流程

（4）加强工伤社会康复，促进工伤职工融入社会

当前工伤社会康复在我国同样发展缓慢，既有主观认识的误区，也有工伤社会康复自身发展的原因。这是因为与医疗康复、职业康复相比，社会康复最抽象，不容易衡量。工伤职工生理的功能恢复情况是衡量医疗康复优劣的最显著的标准；工伤职工的就业返岗比例是判定职业康复是否完成的标准；而对社会康复的衡量，是看一个人融入社会的程度，往往难以制订明确的量化指标。正因为这种衡量存在难度，导致了当前我国对社会康复发展的忽视。但是，社会康复在工伤职工的康复中却起着极为重要的作用。对于个人，它关系工伤职工是否能重拾信心，以积极向上的心态重新融入社会生活；对于集体，它关系到工伤职工及其家庭与周围环境的稳定和谐；对于社会，它能缓释社会压力和矛盾。因此，应鼓励和支持康复治疗医护人员、工伤职工的家属或同事、社区居民，康复心理专家、社会工作者等多方参与，从关爱工伤人员身心着手建立一个生理与心理的治疗联盟，营造平等、关爱的社会环境，加强与工伤职工的沟通和交流，让其感觉到自己生活在一个被关心、被重视的环境中，从而促进工伤职工敞开心扉，重新融入社会。

（5）加强工伤心理康复，促进工伤职工身心健康

工伤事故对工伤职工的巨大伤害不仅仅是肢体伤残，最重要的还有难以抚平的心理创伤。工伤职工在因工伤事故致残后，往往容易出现许多消极偏执心理问题，包括角色认知冲突、压抑、焦躁、自卑、多疑、敌意、孤僻自闭等情绪，这需要心理咨询师对工伤职工采取专门的心理康复治疗方法进行疏导解决。因此，要坚持将心理咨询、心理治疗和心理疏导贯穿于康复服务全过程，常用的治疗方法有认知疗法、支持疗法、集体疗法、放松疗法、音乐疗法等。同时鼓励支持创建多形式的工伤职工交流平台，如成立互助组织"梦想家园"开展文娱活动，或以座谈会、讲座、医患沟通会等形式疏导工伤职工的异

化心理。此外，还应注重康复服务人员理念培育，开展以工伤患者为中心的服务竞赛等娱乐活动；加强工伤康复服务机构与高校的合作，聘请心理康复客座教授，把康复医院作为实习基地，逐步形成科研、教学、实践为一体的合作模式，提高心理康复治疗水平。

（6）加强工伤个案管理和追踪服务，提升工伤康复服务质量和效率

个案管理是 20 世纪 80 年代兴起的一种新型的护理模式，强调"以患者为中心"，通常是指工伤康复护理人员、社会工作人员等对工伤职工进行的一对一康复管理和追踪服务，一般采取咨询、会谈和访视等手段，在工伤职工及家属的配合下，帮助工伤职工解决一系列社会问题，包括工伤的认定和处理、家居环境的无障碍改造、婚姻家庭关系的调适、康复器械的配备、学习和就业的指导等无缝隙服务。加强个案管理和追踪服务，则是促进工伤职工身心全面、系统恢复和提高的重要手段。目前，我国已根据工伤患者全面康复计划逐渐试点个案管理和追踪服务。首先是康复辅导。协助工伤患者及其家人建立适当的康复目标，并为之制定可行的康复计划；了解工伤保险政策与行政程序；学习正面处理工伤事故以及适应重返生活工作中面临问题的方法；学习情绪管理的技巧与方法等。其次是社区探访，通过实地探访询问工伤职工的健康、生活、就业及社区适应等各方面状况，了解居民目前所存在的困扰及需求，协助工伤职工与单位保持较好的沟通关系，提高家庭成员的接纳度与支持度等。再次是社区安置与持续跟进，包括社区资源转介、家居环境的改造指导、居家康复计划的指导与执行、对工伤职工家庭照顾者的指导与支持、协助做好未来生活计划安排等。

3. 构建"互联网＋康复"的工伤康复信息化服务平台

当前，云计算、大数据等新一代信息技术发展迅猛，以数字化、网络化、智能化为重点的信息化水平，已成为国家核心竞争力的重要

标志。随着国务院《关于积极推进"互联网＋"行动的指导意见》《关于促进"互联网＋医疗健康"发展的意见》等相关文件的出台，经济社会活动的基本形态将从"工业社会"向"信息社会"加速转变。为此，应善用互联网等现代信息技术，构建"互联网＋康复"的工伤康复信息化服务平台，疏解工伤职工康复服务的"痛点"和"堵点"，让工伤职工少跑腿，让数据多跑路，切实提高工伤康复服务质量和可及性，更好地满足工伤职工的康复需求，是新时代背景下工伤康复服务体系建设的重点。

"互联网＋康复"依托的新基础设施主要包括"云、网、端"三部分。"云"是指云计算、大数据基础设施；"网"不仅包括原有的"互联网"，而且还拓展到"物联网"领域；"端"则是用户直接接触的个人电脑、移动设备、可穿戴设备、传感器，乃至以软件形式存在的应用程序。"互联网＋康复"服务平台的建设重点包括工伤康复综合信息服务平台、政务服务平台、诊疗服务平台和电子商务平台四大平台应用基础。在云计算、大数据设施和应用软件的助力下，推动传统康复信息系统与现代互联网络技术的深度融合，为工伤职工、工伤康复医疗服务机构、工伤保险行政管理部门、工伤康复经办单位、康复医药器械生产企业等用户提供多样化的需求服务，有效推动工伤预防保健、工伤康复管理和诊疗服务的信息化建设。

（1）加快工伤康复综合信息服务平台建设

目前，我国工伤保险采取属地管理模式，工伤职工相关信息数据存储在工伤保险购买行为所发生的地区，然而，我国目前劳动人口大量流动，许多工伤职工工伤事故发生地和户籍所在地分属不同地区，为后续工伤康复治疗带来了很大的问题。因此，应依托信息化平台，健全全国性的工伤职工健康档案，统计和分析工伤职工总数、人员分布、伤残类型及伤残级别、辅具适配登记、康复效果动态管理等相关数据变化情况，实时管理和监控工伤康复的具体实施情况；针对工伤人群建立完善的信息统计数据库，统计与分析实际康复人数、康复服务项目具体实施情况、劳动能力鉴定情况、职业社会康复评定情况、返岗再就业水平、康复费用支出等相关数据变化情况，为制定工伤康复政策提供理论依据；建立健全工伤康复预测系统，统计和分析工伤康复潜在需求与实际供给量，工伤康复适应和满意度等数据变化情况，为我国工伤康复服务体系建设进行科学预测和远景规划。

（2）加快工伤康复诊疗服务平台建设

长期以来，我国优质的工伤康复资源集中在城市和专业化康复医院，许多工伤职工即使在医疗稳定期后接受了短期的专业性工伤康复服务，仍需要后续得到长期的、日常的康复训练和指导，而许多地处偏远农村的或是中重度的工伤职工往往难以得到有效的工伤康复服务。然而，借助互联网信息化技术，可以使工伤康复的服务内容和服务范围得到巨大延伸。充分利用云计算、云存储、物联网等技术手段，开发"康复 App + 医疗""云康复"等新型康复医患交互功能，为工伤职工特别是偏远地区或是行动不便的中重度工伤职工，提供实时的包括预约挂号、健康管理、康复护理、再就业培训、职业推介在内的远程康复教育与咨询、在线康复护理、双向转诊、社区康复服务等工伤康复管理服务，真正实现远程、智能、实时、"有温度"的工伤康复服务。

（3）加快工伤康复政务服务平台建设

电子政务平台建设是实现科学执政，发挥政府在区域信息化建设方面的引导推动作用的重要突破口。应利用信息化的手段切实满足工伤职工的迫切需求和要求，面向社会开展广泛的社会信息化服务，加快政府在工伤康复管理体制、管理观念、管理方式和管理手段等方面的转变。充分利用互联网平台，加强工伤康复政策推送、工伤康复常见问题咨询答疑、工伤康复业务办理申报等电子政务服务，提高工伤康复办事效率，便利了工伤职工与政府的实时沟通；加强对实际康复过程的实时监控，从而明确康复收费项目、康复规范服务、康复常用药品、辅助器具与矫形器的配备等内容，为立法明确工伤康复的实施细则提供信息依据。

（4）加快工伤康复电子商务平台建设

目前，我国为满足工伤职工日常生活和就业需要，提供了包括假肢、矫形器、假眼、假牙和轮椅等辅助器具，然而，部分辅助器具虽为国家范围内免费提供的产品，但往往存在款式单一、功能简单等不适问题，难以满足工伤职工多样化日常化需求。因而，加快工伤康复电子商务平台建设，通过互联网平台以"互联网＋辅具适配"服务为核心，提供"辅具在线适配评估"以及辅助器具选购指导服务，有效破解供需双方的信息不对称难题，弥补适配专业人员不足、适配产品单一等"短板"，实现辅具快速适配、工伤职工辅具补贴政策在线申请、专家在线咨询、个性化定制、辅具新品发布、辅具网络公益众筹等多样化服务。

4.加快基地建设，为工伤康复服务体系建设提供重要支撑

工伤康复服务水平的提高，一方面主要依赖于康复技术水平和康复服务质量，而另一方面，三大基地的建设也为促进工伤职工重返工作岗位、融入社会，以及为工伤康复体系的健全和完善提供了重要支撑。

（1）加强工伤职工返岗培训基地建设

工伤职工再就业是开展工伤康复活动的重要目的和意义，也是职业康复的重要内容，是帮助工伤职工适应职业活动的最有效方法。加强工伤职工返岗培训基地建设，是对工伤职业康复服务内容的一种延伸。工伤职工返岗培训是在突出工伤职业康复的职业评估与职业训练的基础上延伸出来的服务，以多形式加强职业技能培训和再就业指导安置等。基地建设试点"康复医院＋职业培训机构"的再就业服务模式，采用医校合作的方式有针对性地为工伤职工提供更多的再就业技术培训选择。一方面，职业培训机构不定期提供专业人员在康复医

院指导开设汽车操作、手工业、加工装配、商业服务、电器维修、办公电脑操作、电子商务等多工种职业技能培训的相关课程；另一方面，职业培训机构为工伤职工提供仿真技能操作的场地和设备，模拟实际操作情景，提高工伤职工职业技术水平。同时，还同职业介绍中心达成协议，为工伤职工提供职业介绍、模拟面试、岗位探访与参观等一系列的职业康复服务，为有再就业需求的工伤职业康复个案提供就业返岗服务。

（2）加强工伤职工康复互助基地建设

工伤事故的发生对工伤职工的伤害无疑是巨大的、难以抚平的，许多工伤职工特别是中重度工伤职工一度因为看不到希望而丧失了生活的信心，给工伤职工本人及其家庭带来了巨大的悲痛。应加强工伤职工康复互助基地建设，不定期地组织企业、工伤职工、康复医护人员开展内容丰富形式多样的宣讲交流、户外娱乐等活动，为工伤职工提供一个情感倾诉、经验交流、互帮互助的场所。通过组织企业、康复医护人员、工伤保险经办人员提供工伤保险政策解读、职业卫生防护、康复知识指导等服务，由工伤职工、残疾专家传授社交心理障碍克服经验、工作生活成长经历，或组织工伤职工参与户外活动等多种形式，鼓励工伤职工敞开心扉，走出房间，重新走进工作、家庭、社会。如湖南省工伤康复中心的由湖南省工伤职工组成的"梦想家园"互助组，开展的一系列娱乐康体、康复技能培训、工伤职工家庭和社区探访、工伤职工出院后回访、性教育讲座、职业技能培训、工伤预防宣传等活动，能有效地帮助工伤职工走出心理阴影，勇敢接受现实、面对未来。

（3）加强工伤康复治疗人才培训基地建设

目前工伤康复人力资源严重匮乏，大力培育专业康复人才，实施多层次的人才培养体系必须放在战略层面。应加强康复治疗人才培训，逐步壮大我国工伤康复服务的专业人才队伍，为我国工伤康复服务体系建设提供坚强后盾。一是完善康复专业人才培养体系，突出社会需求导向，定期开展培训学习，不断提高专业康复工作者的业务水平和素养，动态调整学科专业设置、培养层次、招生规模等，纵向形成完整的康复专业学历教育体系，横向构建院校教育、继续教育、在职教育等有机结合的人才培养体系。二是加强康复领军人才培养。学科带头人和领军人物的培养至关重要，要加强国际交流与合作，加大国际水平的学科前沿人才引进与培养力度，尽快培养一批站在康复行业前沿、具有国际视野的领军人物，充分发挥其骨干引领和示范带动作用。三是加强康复实用人才培养，培养注册职业康复顾问（个案管理员），在工伤基金支持下免费为医疗康复机构培养认定工伤职业治疗师，按照《工伤康复专业人员认证标准》（职业治疗师、职业培训师、职业咨询师、工伤康复顾问）制定《职业康复教学大纲》，开展康复实用人才培养工作。

下篇　实践

第四章　政府购买视角下工伤康复服务管理模式创新研究

　　"不断促进社会公平正义","使人民的获得感、幸福感、安全感更加充实、更有保障、更可持续",这是十九大报告对未来我国公共服务发展提出的新要求。广大工伤职工作为一类特殊的人群,他们的"民生三感"更需要得到社会的普遍关注。工伤康复服务作为公共服务的重要组成部分,是推动工伤职工重拾信心,重返社会、家庭和工作岗位的重要手段,更是切实提高广大工伤职工生活质量,增强工伤职工"民生三感"的最直接民生体现。

　　我国工伤康复事业起步较晚,经过十几年的发展,目前已取得了较好的成绩,发挥着越来越重要的作用。但相比于广大工伤职工日益增长的美好生活需求而言,当前我国工伤康复在多元化服务和优质化服务方面的供需矛盾越来越突出。这是因为长期以来,我国公共服务一直沿用传统的"二元主体"供给模式,工伤康复的供给和管理模式也以传统模式为主。受限于政府自身资源和能力,在满足广大工伤职工多元化和优质化工伤康复服务需求的同时,政府的供给成本不断高涨,管理模式也面临巨大挑战。

　　自20世纪80年代起在欧美等发达国家被普遍运用的政府购买服务,被认为是提高公共服务质量、降低公共服务成本、减轻政府财政负担的重要手段。近年来,我国加大力度推进政府购买公共服务,2013年国务院总理李克强主持召开国务院常务会议,明确要求推进政府向社会力量购买公共服务,但总体来说我国政府购买公共服务仍处于"初级阶段",需要在广泛借鉴国外先进经验的基础上,形成自已的一套政府购买公共服务的运行机制,以增强社会资源的有效配置。因此,在我国政府购买公共服务宏观发展的大背景下来研究政府购买工伤康复服务活动,不仅是对深化政府购买公共服务和购买工伤康复服务理论的现实回应,也是对当前我国工伤康复服务改革和政府工伤康复职能转变的一个有益探索。

一 工伤康复服务管理模式创新的理论概述

创新社会管理,推动政府向社会力量购买公共服务,是党的十八届三中全会做出的一项重要战略部署。这是我国具体实践催生的需求,同时也符合国际社会政府公共服务改革的一般规律,是进一步转变政府职能、使政府服务于社会需求的重要举措。

(一)内涵与特征

严格意义上讲,政府购买公共服务并不是一个全新的事物,在我国已经有长达20年左右的探索时间。十八大之后,基于实践的呼唤和政策的大力推动,目前政府购买公共服务改革进程明显加快。在这一背景下对政府购买工伤康复服务进行深入研究,必须首先分析政府购买公共服务的内在规律及发展特点等理论基础,从而为我们进一步推动政府购买工伤康复服务的管理模式创新指明方向。

1.基本内涵

享有公平公正的基本公共服务是公民的基本权利,满足人民的基本公共服务需求是政府的职责所在。基本公共服务是指建立在不同利益群体在社会中达成的一定的认知基础上,根据一国经济社会发展阶段和总体水平,由政府作为主体来主导供给,目的在于保障所有公民能够享受最基本生存权和发展权的公共服务。通常而言,基本公共服务是"与人民群众的生存和基本发展最密切、最重要、最基础和最相关的公共服务"，包括义务工伤康复、基本公共医疗、基本社会保障等。

作为一种新型的政府公共服务供给和管理模式，政府购买公共服务源于西方国家的社会福利制度改革，并从 20 世纪 80 年代起在欧美等发达国家得到普遍运用。目前，学术界对政府购买公共服务的内涵已基本达成一致。政府购买公共服务常被称为"花钱买服务"，是指政府为了履行服务社会公众的职责，通过公开招标、定向委托等形式，将原本由政府承担的公共服务职能转交给社会组织、企事业单位等去履行，从而实现改善社会治理结构及满足公众多元化、个性化需求的目的。

借鉴政府购买公共服务的相关定义，政府购买工伤康复服务特指政府以满足特定服务对象即工伤职工的康复需求为目的，按照"政府出资、公开招标、定向委托、契约管理、评估兑现"等形式，充分发挥市场机制作用，将政府所需履行的部分或全部工伤康复服务职能，交由具备条件的各类工伤康复服务社会组织和社会力量承担，并以政府财政部分或全部支付费用的过程，从而提高工伤康复服务质量和效率。

2. 主要特征

工伤康复是我国工伤保险制度的重要组成部分，是政府实现服务广大工伤职工这一公共服务职能的基本保障。政府购买工伤康复服务，不仅具有公益性、公平性、非竞争性，还具备以下三个主要特征。

一是政府变为针对工伤康复服务提供者的监管者。不同于传统的直接"生产"工伤康复公共服务，政府购买工伤康复服务实现了"生产者"和"提供者"的分离，即提供工伤康复服务仍是政府的职能所在，区别是政府不再是工伤康复服务的"直接生产"者，而变成针对工伤康复服务提供者的监管者。

二是"专业化服务"释放社会组织的功能。政府购买工伤康复服务是发挥市场机制作用，将政府所需履行的部分或全部工伤康复服务职能，交由具备条件的各类专业化工伤康复服务社会组织和力量去承担。在打破工伤康复服务由政府垄断、单一提供局面的同时，引导民间主体、民间资本多方地参与，推动社会非营利组织的发展，并促成市场组织功能领域的拓展。工伤康复服务组织专业化的康复硬件设备和医疗技术水平将极大地提高我国工伤康复服务质量。

三是"契约化合作"的购买服务过程。政府购买工伤康复服务区别于以往政府包办、政府补贴等传统的工伤康复服务提供方式，政府与工伤康复服务组织和力量之间是一种以"契约"为纽带的商品交换关系，即政府购买工伤康复服务是政府与社会组织之间具有法律效力的合同购买行为，是政府与社会组织之间以"契约"为基础的购买过程。这种"契约化合作"模式既可保持工伤康复服务组织的主体独立性，又可明确服务的事项，从而破解当前政府主导下工伤康复服务组织偏离自身既有角色定位的冲突。

3. 优劣势分析

不同国家的公共服务供给和管理模式的选择，是在综合衡量本国意识形态、经济发展状况、政府执政理念等诸多因素影响下确定的。理论认为，政府购买公共服务模式能有效地提高公共服务质量和效率。然而，从国外公共服务供给和管理模式的选择实践来看，政府购买公共服务模式并不是最有效的。就政府购买工伤康复服务的优劣势而言，可分别从政府、工伤康复服务机构、广大工伤职工角度来分析。

从政府的角度看，政府购买工伤康复服务的优势在于：一是组织灵活，有利于政府在短时间内承担工伤康复职能、满足工伤职工的康复需求；二是专业服务，工伤康复服务机构从成立之初就有明确的服务宗旨和服务对象，有专业化的康复技能和硬件设施；三是广泛参与，由于政府将部分或全部工伤康复项目纳入工伤康复基金支付范围，同时又为工伤康复服务机构发展创造有利环境，必然能激励工伤康复服务机构广泛参与提供工伤康复服务，极大地减轻了政府提供公共服务的压力。其弊端主要在于：一是管理难度加大。政府采用"契约管理、评估兑现"的模式，即只能跟踪获取工伤康复服务不同环节的绩效，无法介入工伤康复服务机构的日常运营，容易导致工伤康复服务机构的道德风险。二是产生权力寻租或腐败。部分工伤康复服务机构为在前期招标过程中获得康复定点服务资格，或是在后期经营、评估过程中顺利通过绩效考核，往往容易向相关政府部门输送经济利益，形成合谋、权力寻租、贪污腐败等权钱交易现象。

从工伤康复服务机构角度看，购买工伤康复服务的优势在于：一是资金来源稳定，工伤康复服务机构与政府签订协议定点服务，凡列入工伤康复服务目录的内容和项目均可由工伤康复基金支付，保障了工伤康复服务机构的服务收入；二是社会认同度增强，一旦工伤康复服务机构成为定点服务机构，广大工伤职工和社会对工伤康复服务机构的组织认同度便会大大提升，促使其责任意识和使命意识不断增强。其弊端主要有：一是存在管理官僚化风险。工伤康复定点服务机构在承接政府工伤康复服务后，必须按照政府的管理方式运作并接受不定期绩效考核，长期而言其必然将丧失原有公信力和灵活性，存在管理官僚化风险。二是收入来源单一化风险。一旦成为工伤康复定点服务机构，其往往倾向于开展与康复目录相关的项目，以获得财政补贴或工伤康复基金扶持，容易弱化其原有的康复业务，这必然会导致其产生对政府公共服务的相对依赖性；而一旦工伤康复协议到期，工伤康复服务机构便可能陷入运行困境。

从广大工伤职工角度看，政府购买工伤康复服务的优势在于能使广大工伤职工获得优质、高效的工伤康复服务，部分工伤职工还可以通过付费获得更具针对性的个性化、多样化的康复服务；其弊端主要表现为部分工伤康复服务由于未纳入工伤康复基金保障范围而缺失，或需要另行缴费，或价格提升。

（二）理论基础

国内外对政府购买公共服务的研究众多，相关理论大致分为四大体系。深入研究国内外文献，可为政府购买工伤康复服务提供一定的理论储备。

1. 公共产品细分理论

对于公共产品或公共品的分析可以上溯到大卫·休谟（Hume，1739）和亚当·斯密（Smith，1776）的理论，一般认为相对完备的现代公共产品理论由萨缪尔森（Samuelson，1954）提出，他在《公共支出的纯理论》中将公共产品定义为："每个人对这种产品的消费，并不能减少任何他人对于该产品的消费。"其后，马斯格雷夫（Musgrave，1969）认为公共产品在消费者之间没有"竞争性"，这就是被广泛认可的公共产品的本质特征：消费上的非竞争性和受益上的非排他性。按照这两个特征标准划分，所有物品又可大致分为三类：纯公共产品、准公共产品和私人产品。在纯公共产品和准公共产品的供给方面市场的资源配置作用是存在先天缺陷的，常常市场表现为无效或无效率，即市场失灵。而市场失灵需要政府进行适当干预，通常可以通过引入竞争机制和公司合作的机制，来优化资源的配置和产品的供给。如公共选择学派对"政府失灵"提出"外部转移"和"内部改革"两项弥补措施。外部转移就是将能够交给市场的交给市场解决；内部改革就是在政府部门内部引进竞争机制，打破政府自身对公共服务的垄断。这两种措施，都是政府购买公共服务，政府由"划桨者"变成"掌舵人"，由社会组织和企业来承担"划桨"的责任。

2. 新公共管理理论

新公共管理是 20 世纪 80 年代以来，兴盛于英、美等西方国家的公共行政理论和管理模式，围绕行政管理体制的改革、政府功能的重新定位、政府公共服务供给方式的转变以及引入私营的管理技术来重新定位政府与市场的关系。其主要特征为：一是遵循以人为本的原则，政府以奉行服务为中心的理念，以服务对象的需求为中心。政府的角色因此也从管理者便成了服务提供者。二是施政方式改变，政府由"划桨"转为"掌舵"。主张政府在公共管理中应该只是制定政策而不是执行政策，政府应该把管理和具体操作分开。三是调动社会力量，引入竞争机制。主张政府在管理环节中尽可能引入竞争机制，以市场为导向，有序引入社会组织、私营部门实现公共服务的多元化供给，从而提高公共服务的质量和效率。四是注重效率。实施明确的绩效目标控制，重视结果，引用企业成功的管理方法。

3. 多中心治理理论

多中心治理理论是在 20 世纪七八十年代"治理革命"后产生的，作为在公共管理研究领域出现的一种新的理论，其核心创始人是奥特罗姆夫妇。它是以自主治理为基础，以多个权力中心或服务中心并存为特征的理论形态。它允许多个权力中心或服务中心共同参与公共事务，通过建立市场、政府、公民、社会互相合作的多中心体制和互补机制，实现公共服务的有效供给。同时，通过对公共事务的共同参与，形成一个多元互动的管理机制，有助于有限、责任、法治、服务型政府的形成。通过建立多个管理和服务中心，更有利于相互竞争，从而提高公共服务的水平和质量。

4. 交易费用和综合绩效理论

交易费用理论是著名经济学家罗纳德·科斯于 1937 年在《企业的性质》中首次提出的。他认为企业作为市场经济的参与主体之一，与市场是资源配置的两种不同方式，存在相互替代性。信息不对称性、投机主义、有限理性、小概率条件，导致市场交易费用过高，为了节约成本，企业作为更具效率、更利于控制成本的资源配置形式由此而产生。威廉森在其基础之上进一步阐发了交易成本。他认为有关中间产品市场的环境特点和人性两个因素影响了交易成本。中间产品的环境特点又称"交易要素",取决于潜在对手数量的确定与否。而人性又具有有限理性和投机取巧的特点,这些因素导致了交易双方围绕各自利益不断循环博弈,从而产生了过高的成本费用。

根据公共经济学的基本理论,即便是对于纯公共产品,其提供和生产也有两个不同的概念,提供者和生产者可以是一个单位或机构,也可以分离。生产者既可以是公共部门,也可以是私营部门或社会非营利性机构。最终某种公共物品到底应该由谁来生产,这就取决于谁在组织生产时效率更高,即以综合成本最低、综合绩效最高为评价标准。其理论基础就是制度经济学的交易费用理论。从理论上分析,一项制度的安排是否科学、合理,一个重要标志就是它能否防范信息不对称状态下参与主体的逆向选择和道德风险问题,或者是否有助于减少这些问题的发生,在经济代价上表现为交易费用的控制与最小化。政府购买服务的本质上就是在公立和私营供给者之间引入竞争机制,利用市场机制来促进服务绩效的提高。

二 工伤康复服务的主要管理模式及不足之处

我国工伤康复事业起步较晚但发展较快。据统计,截至 2015 年,我国已在全国范围内确立 4 家区域性工伤康复示范平台,35 家试点工伤康复医疗机构,超过 200 家工伤康复协议机构。而就其管理模式而言,经过十几年的发展,各地工伤康复管理部门结合当地经济社会发展水平,大致形成三种定点协议管理模式。在政府加大力度推进购买公共服务的背景下,深入研究当前我国工伤康复服务主要管理模式的优缺点,进而分析政府购买工伤康复服务的协议管理模式的现实动因与不足之处，可为各地工伤康复管理模式转型提供一定的理论支撑和现实指导。

（一）我国工伤康复服务的主要管理模式

近年来，我国工伤康复事业总体上取得了较好的成绩。广州作为我国最早探索实践工伤康复服务的城市之一，2001 年成立我国首家专门从事工伤康复服务的医疗机构——广东省工伤康复中心。而后随着工伤康复理念的逐步深入，2004 年国务院讨论通过《工伤保险条例》，并在江西、山东、河南、黑龙江等省份推行了工伤康复综合试点工作，基本建立起三种各具特色的工伤康复管理模式。

1. 行政主导的独立创办模式

行政主导的独立创办模式的主要特征是由地方行政主管部门支持兴办公办非营利性质的医疗机构，接受地方人社部门直接监督和管理。该机构的部分或全部资金来源于地方政府财政拨款或从工伤保险基金中提留，目的是为广大工伤职工提供专业化多方位的工伤康复服务。这一供给模式主要适用于地方财政资金雄厚或工伤保险基金充裕的地区，由于在该模式中政府是工伤康复服务的主要提供者，因而在资金、品牌、人才、设备等方面具有相对优势。但由于公办工伤康复服务机构在设备采购、服务定价等方面往往需要通过主管部门批准，在经营方面缺乏一定的自主性，同时公办工伤康复服务机构承担着一些社会职责，比如有些科室从绩效考核来看实际上是亏本的，但是由于社会职能所在必须要办下去还需要办好。这一供给模式的代表地区是广州。

广州市是我国最早探索实践工伤康复制度的城市之一，自 1995 年筹措以来历经六年摸索，于 2001 年成立了我国首家专业化从事工伤康复服务的机构——广东省工伤康复中心（原广州市工伤康复中心），为工伤职工提供全面的工伤康复医疗服务。经过十几年的发展，广东省工伤康复中心已逐步发展为集医疗康复、职业康复、社会康复、康复辅助器具装配等为一体的国家级综合性工伤康复服务机构。广东省工伤康复中心隶属于广东省人力资源和社会保障厅，由广州市人社局负责制订发展规划、指导协调和监督工作，社保中心负责对该机构工伤康复费用进行结算和核发，劳动能力鉴定委员会办公室负责康复对象的确认工作，明确了彼此间的权利义务关系，理顺了工伤康复对象早期介入、对象确认、康复治疗、费用核销等一系列的业务操作流程。目前，广东省工伤康复中心逐渐形成了较为规范的工伤康复组织与管理模式，发展为我国工伤康复事业的标杆。

2. 集中优势的联合创办模式

集中优势的联合创办模式的主要特征是地方行政主管部门依托既有公立医疗资源，选择条件合适的医疗机构，投入工伤康复资金，定点设立专门的工伤康复职能科室，为广大工伤职工提供专业化多方位的工伤康复服务。在这一供给模式下通常地方工伤保险基金略显不足，其优势是根据地方经济社会发展状况，充分利用当地优质的医疗资源，如康复场所、康复设备、医疗服务人员等，减轻了政府负担，促进政事分开；但也存在挤占综合医疗资源，或权责划分不明确等问题。这一供给模式的代表地区有济南、南昌等。

2004 年，南昌市政府结合当地经济社会发展和工伤保险基金情况，经过反复论证，选择南昌市第一医院北院为合作医院，创办了工伤康复定点机构，承担起江西省省直单位及部分周边地市的工伤康复工作。南昌市第一医院北院提供医疗康复及办公场所，配备专业的康复和医疗服务人员，经办机构投入资金以配备康复所需的专业化设备。为了加强管理和协调的能力，南昌市专门成立了工伤康复管理委员会（简称管委会），该委员会由工伤保险行政部门及合作医院的主要领导和相关人员组成，定期组织专家对工伤康复人员进行巡诊，及时解决各类疑难问题。工伤保险经办机构针对其在工伤保险业务中所掌握的工伤职工情况，排查并确定康复对象，结合康复对象的实际情况制订康复计划和方案，并将他们分批次安排到工伤康复中心，根据康复对象的康复计划和方案实施工伤康复，对康复费用先进行记账，康复治疗结束后，由工伤保险经办机构考核落实情况及结果后，与工伤康复中心直接结算。这种工伤康复模式，有助于利用既有的医疗资源，在一定程度上解决了费用监管和控制的问题。

3. 政府购买的协议管理模式

政府购买的协议管理模式的主要特征是地方行政主管部门从工伤保险基金中提取工伤康复费用，充分发挥市场竞争机制，采用"公开招标、定向委托、契约管理、评估兑现"等形式，将政府所需履行的部分或全部工伤康复服务职能，交由有资质的各类工伤康复服务社会组织和社会力量承担。在这一供给模式下通常地方工伤保险基金略显不足，该模式的优势是既减轻了政府负担、促进政事分开，又有利于提高公共服务质量、增加公共服务供给。但受限于社会组织发展水平，存在缺乏合适的、高质量的社会组织承接工伤康复服务的尴尬境地。随着党的十八届三中全会《中共中央关于全面深化改革若干重大问题的决定》明确提出"创新社会治理体制"，以及要求"推广政府购买服务，凡属事务性管理服务，原则上都要引入竞争机制，通过合同、委托等方式向社会购买"，目前全国大多省份采用政府购买工伤康复服务的供给模式，如北京、苏州、黑龙江、湖南等。

成立于 2006 年的湖南省工伤康复中心是湖南首家康复项目齐全的专业性三级工伤康复服务机构。湖南省人社部门采用"定点委托、协议管理"的购买服务模式，将原来由人社部门直接提供的、为工伤职工提供工伤康复服务的职能交给专业的湖南省工伤康复中心团队，而人社部门则侧重于对工伤康复服务机构提供政策指导与医疗监督。经过十几年的发展，湖南省工伤康复中心承担了为全省 400 多万工伤保险参保对象提供工伤康复服务的任务，康复有效率达到 90%

以上，50.8%的患者实现了再就业和经济自主。这一管理模式在实践中体现了四个明显特征：一是采取定点协议管理方式，提供工伤康复服务。选取具备较好康复条件和水平的康复机构，由工伤保险经办机构与其签订服务协议，委托社会医疗康复机构为工伤职工提供工伤康复服务。二是对工伤康复过程进行全程评估。在整个康复过程中，工伤康复定点医疗机构对工伤职工进行入院康复评估，制作康复计划表、中期评估表，全程评估工伤康复效果。工伤保险行政部门及经办机构组建专家组，不定期对康复对象进行检查，对康复效果进行评估，确保工伤职工能得到有效的康复治疗。三是工伤康复费用直接结付。工伤职工在定点康复机构进行康复目录范围内的康复治疗时，不需要垫付任何费用，而是由定点康复机构先行垫付，随后由工伤保险经办机构依据签订的管理协议，通过考核后与医疗机构直接结付。四是工伤康复效果与费用直接挂钩。制订了各项评估标准，不定期对康复对象康复效果进行检查，并直接与费用结算挂钩；严格执行年终考核制度，每月扣押部分工伤康复费用，若年终考核不合格，则直接予以扣除。

表 4 - 1　全国工伤康复管理服务的三种主要实践模式

	独立创办模式	联合创办模式	政府购买的协议管理模式
主要做法	由地方行政主管部门支持兴办公办非营利性质的医疗机构，接受地方人社部门直接监管。该机构的部分或全部资金来源于地方政府财政拨款或从工伤保险基金中提留。	地方行政主管部门依托既有公立医疗资源，选择条件合适的医疗机构，投入工伤康复资金，定点设立专门的工伤康复职能科室。	地方行政主管部门从工伤保险基金中提取费用，采用"公开招标、定向委托、契约管理、评估兑现"等形式，将工伤康复服务职能，交由有资质的社会组织和社会力量承担。
代表地区	广州市	济南、南昌	大多省份采用此种模式，如北京、苏州、湖南等

续表

	独立创办模式	联合创办模式	政府购买的协议管理模式
机构性质	公办	公办	公办、民办
管理模式	行政主管	共同管理	协议管理
适用范围	地方财政资金雄厚或工伤保险基金充裕	地方财政资金相对充足或工伤保险基金略显不足	地方财政资金相对充足或工伤保险基金略显不足
优劣势	优势:政府是工伤康复服务的主要提供者,在资金、品牌、人才、设备等方面具有相对优势。劣势:在经营管理方面缺乏一定的自主性。	优势:政府既是工伤康复服务的主要提供者又是监督者;有利于提高服务质量、减轻政府负担,促进政事分开。劣势:挤占综合医疗资源、权责不明确等。	优势:政府是工伤康复服务的监督者,有利于提高服务质量、增加服务供给等。劣势:存在缺乏合适的、高质量的社会组织承接服务的尴尬。

（二）政府购买工伤康复服务的协议管理模式的现实动因

政府行为的每一次发生都是基于特定的思维逻辑,以及受外界各种复杂因素的影响。政府购买工伤康复服务的出现和发展,同样是外部制度环境与工伤康复行政组织内部转型相互影响的自主变革、积极创新的逻辑过程。

1. 缓解供需矛盾的外部驱动

随着经济社会的飞速发展,广大工伤职工对工伤康复的优质服务需求不断增加,传统"一刀切"式的工伤康复服务供给和管理模式显然已经无法满足广大工伤职工复杂的康复服务需求,这必然会促使政府工伤康复服务供给和管理模式的快速转型。

一方面表现为多元化、个性化、可选择的工伤康复服务需求与单一工伤康复服务供给间的矛盾。这是由于我国人口结构、性质构成具有复杂性以及经济社会背景、社会阶层具有差异性,工伤康复异质群体间对工伤康复服务的内容、形式、质量水平的要求都不同,不仅有偏远贫困工伤职工的基本工伤康复服务均等化需求，也有中重度残障工伤职工的居家特殊化工伤康复服务需求，更有高层次工伤职工个性化的工伤康复服务需求。另一方面表现为工伤康复服务地区间发展不均衡的矛盾。这是由于在我国，地区间经济发展水平差距较大，但充足的公共财政能力并不意味着充足的公共优质资源，对于公共财政能力欠佳的地区，公共优质资源更是严重不足。面对工伤康复服务的供需矛盾，如何满足广大工伤职工的基本和额外的工伤康复服务需求，无疑是对政府履职能力提出了巨大的挑战。因此，加快工伤康复服务供给和管理模式创新，正是缓解政府工伤康复服务供给与广大工伤职工对工伤康复多元化、个性化、均衡化服务需求间矛盾的现实回应。

2. 政府职能转变的内在驱动

近年来，我国逐步加大政府职能转移力度，陆续推进政府购买服务改革。2013年，十八届三中全会首次将"政府购买服务"写入党的文件，要求"推广政府购买服务，凡属事务性管理服务，原则上都要引入竞争机制，通过合同、委托等方式向社会购买"。2014年，财政部、民政部和工商总局三部门联合颁发《政府购买服务管理办法（暂行）》，将政府购买服务工作纳入规范化、法治化轨道，并对政府购买服务的内涵进行深入的界定，明确"政府购买服务，是指通过发挥市场机制作用，把政府直接提供的一部分公共服务事项以及政府履职所需服务事项，按照一定的方式和程序，交由具备条件的市场力量和事业单位承担，并由政府根据合同约定向其支付费用"。

在政府购买公共服务大背景下，由政府主导通过建立工伤康复服务领域的公私伙伴关系来实现工伤康复服务由政府提供向社会力量提供的转变成为必然的理性选择。政府购买工伤康复服务实现了工伤康复服务"生产"和"提供"的分离，一方面使工伤康复主管部门脱离工伤康复服务机构日常管理等繁杂的具体事务，更好地专注于工伤康复政策法规制定、工伤康复评估、劳动能力鉴定等宏观管理；另一方面能让有资质的工伤康复服务机构提供更为专业化、更有效的康复服务。因此，政府购买工伤康复服务活动的践行，实质上就是转变政府工伤康复服务提供职能，深化工伤康复管理体制改革映射下的产物，其根本目的就是通过购买这种公私合作模式来建立能高度融入社会主义市场经济体制的工伤康复管理体制，并最终促使我国公共工伤康复服务水平和质量的快速提升。

（三）政府购买工伤康复服务的协议管理模式的主要问题和不足

由于我国的社会经济发展水平、政策体系化程度、民主化程度等与西方发达国家相比存在较高的异质性，因此，政府购买工伤康复服务的协议管理模式在承接主体准入机制、招投标审核机制、监管评价机制等方面存在着一定的现实缺陷与不足。

1. 难以获取准确完整的工伤康复服务诉求

在政府购买工伤康复服务的过程中，公平、公开的信息传递机制显得非常重要。但在现实情况下，从政府获取需要购买的工伤康复服务信息到政府寻找工伤康复服务的承接主体过程中，政府受限于工伤康复发展规划、目标责任以及信息不对称等问题，在购买工伤康复服务中往往呈现出"一厢情愿"的单边行动特点。

一方面，地方行政主管部门购买工伤康复服务是在地方政府经济社会发展目标、地方工伤康复发展规划等宏观政策指导下开展的，因而在工伤康复服务承载主体、工伤康复项目选择等方面带有一定的行政性和政策导向性。另一方面，由于存在信息的不完全对称性和缺乏全面准确的需求调查机制，政府往往难以有效和完整地获得工伤职工的康复需求，而对项目选择的原则、标准、条件都不统一，政府购买什么类型的服务项目、购买多少、怎么购买等都还存在着一定的盲目性和随意性。因此有必要在工伤康复服务市场中建立起关于工伤康复服务行政主管部门、工伤康复服务机构以及广大工伤职工的充分、完全、公开的信息渠道并在此基础上建构工伤职工需求调查机制和行政主管部门的信息传递机制来有效保障购买工伤康复服务政策的实施。

2. 竞争性招投标环节的缺失

一般而言，政府购买公共服务主要有非竞争性定向委托和竞争性公开招投标两种主要的购买方式。定向委托主要适用于时间紧、资金有限、有保密性要求的公共服务项目，而竞争性公开招投标相对更加公平，有更多的选择余地。

目前，竞争性公开招标在政府公共服务合同制供给过程中占据着重要地位，但在我国政府购买工伤康复服务的实际操作中，多数购买服务项目实施的是非竞争性定向委托购买模式。这种非竞争性的定向委托购买模式在一定程度上能较快地为政府选定较为合适的工伤康复服务机构，但是它所带来的潜在风险也不容忽视：一是这种被政府亲自选中的工伤康复服务机构由于缺乏竞争性招投标过程的"洗礼"很可能会在工伤康复服务工作上，失去不断前进的动力，进而造成工伤康复服务供给效率和质量的低下；二是容易导致工伤康复服务资源供给的垄断，从而排斥其他优秀的服务承接主体进入工伤康复服务领域；三是容易造成政府与工伤康复服务机构之间形成亲密的幕后关系，从而导致政府难以公平和客观地评估工伤康复服务机构的康复服务资质和服务水平；四是容易造成政府和工伤康复服务机构公私合谋来获取标的上的暗箱操作，滋生腐败现象。

3. 未形成完善的工伤康复服务机构准入标准

政府购买工伤康复服务的核心目的是通过社会参与和市场合作来达到工伤康复服务质量和效率供给的最优化。如果工伤康复服务承接主体的资质标准不达标，必然会导致工伤康复服务水平的降低。因此，兼具优质康复设备基础资源等"硬实力"和良好康复人才技术队伍等"软实力"的工伤康复服务承接主体才是政府购买工伤康复服务能够成功的源头所在。

目前，广东省率先出台了《广东省工伤康复协议机构准入标准》《广东省工伤康复介入标准》《广东省工伤康复诊疗规范》等标准（规范）文件，分别从科室设置与规模、人员配置、设备与器材等六方面明确工伤康复协议机构的准入标准，以及明确协议机构早期介入神经系统损伤、运动系统损伤、烧伤等治疗的指标特征，以及颅脑损伤、脊柱脊髓损伤等康复住院标准和规范。但我国尚未出台全国范围的统一的关于工伤康复服务机构准入等标准和规范，同时我国也缺乏完善的工伤康复从业人员资质审查，这种困境的存在无论是对工伤康复社会组织自身的发展，还是对工伤康复社会组织在政府购买活动中的资格准入都带来了不利影响。

4. 缺乏科学有效的评价标准和评估机构

完善的政府购买工伤康复服务绩效评估机制应该包括两项最主要的工作，即服务项目评估和服务效果评估。一方面评估工伤康复实施可能产生的社会效应，另一方面针对购买合同对工伤康复协议机构具体服务内容和项目进行绩效评估。通常而言，科学、规范的评估机制在政府购买工伤康复服务过程中起着至关重要的作用。

但从当前政府绩效评估现实来看，情况却不容乐观，主要存在以下几方面问题：一是评估内容的科学性和针对性不足，部分康复服务合同中对购买服务的价格和内容的评估缺少明确的标准和规定，容易导致政府对其评估的随意性过大，对工伤康复服务协议机构提供服务的水平与质量的评估过于空泛与粗疏。二是评估信息来源单一。购买服务绩效评估信息来自政府和协议机构、极少部分工伤康复受众群体，而绝大多数工伤职工在整个评估过程中很容易被排挤在外，难以获得最真实的满意度调查结果，从而导致绩效评估机制中评估信息来源的不足和缺失。三是评估周期计算困难，工伤康复评估采取的是前期、中期和后期的分段式评估，但工伤康复服务产出效果往往难以在短时间内得以准确的衡量和判定特点也给评估造成了一定程度的困难。四是没有建立完善的第三方评估机制。当前工伤康复服务评估机构主要是由政府内部部门或是附属于政府的事业单位进行评估,实行的是"政府买,政府评"的评估机制,评估主体因受知识构成以及利益要求等方面的限制,很难实现评估结果的客观、公正和全面。

5. 没有对服务退出做出明确合理的规定

一个完整的政府购买公共服务制度体系,应当包括准入门槛、过程管理和退出机制等三个重要组成部分。因此,作为"购买链"末端的关键环节,健全完善的退出机制是促使政府购买工伤康复服务良好发展的必要条件。

目前,我国工伤康复服务退出机制主要面临两个问题。一是工伤康复协议机构完成或未完成合同规定的项目内容后的退出问题,以及如何对其进行奖惩或进一步评价是否具有后续和政府合作的资格问题。在实践中,我国地方政府作为监管主体在购买契约中往往并未对服务承接主体的退出情况做出详细且明确的规定,如对因不可抗力造成的违约行为应该如何处置、对购买行为中断后已拨付的资金应该如何处理、协议机构因自身原因而导致的主动退出程序应如何规范等。二是协议机构退出后,如何确保工伤康复服务体系能够摆脱自身发展不足和发展困境,继续沿着自身发展轨迹自主高效地运行。当前我国政府购买工伤康复服务过程中,协议机构具有可以灵活调配各种资源的优势,但随着项目的结束,政府的财政投入也会随着购买合同期限的完成而停止,这就无法保证工伤康复协议机构在离开政府的支持和帮助后,还能得到平稳和长远的发展。因此,作为政府购买工伤康复服务制度链条的关键一环,如果缺乏完善的退出机制作为后期保障,那么政府购买工伤康复服务的运行机制就必然是残缺不全的,这也会削弱政府购买工伤康复服务外在制度的规范性和内部系统的合理性。

三 政府购买视角下加快工伤康复服务管理模式创新的对策建议

政府购买工伤康复服务的协议管理模式是当前我国工伤康复服务改革和政府工伤康复职能转变的一个有益制度探索，这既是对时代的呼应，也是现实的需求。从治理实践来看，有效的政府治理与一整套动态的制度体系和行动策略密切相关。而在政府购买工伤康复服务的管理模式创新活动中，有效的制度安排来自权威合理的购买规则以及购买主体间的权责配置关系。健全的手段技术是指灵活高效的购买服务运行的体制机制。高超的治理能力是指政府为了提高购买工伤康复服务能力所运用的先进的管理方式和手段。因此，通过政府购买工伤康复服务，优化政府社会治理，提升工伤康复服务水平，需要从以下四个方面着力。

（一）健全购买服务管理体制机制，破除工伤康复发展的制度性障碍

当前我国进入社会主义新时代，面对政府购买工伤康复服务管理模式中的许多新问题、新矛盾，要积极推进购买服务的体制机制创新，用改革的方式、发展的办法去解决前进中的问题，破除工伤康复发展的制度性障碍。

1. 健全需求瞄准机制

面对时代的发展，工伤职工的工伤康复服务需求也随之发生变化。建立健全需求瞄准机制，对工伤职工的基本康复服务需求进行调查分析并实施动态调整，不仅是政府购买工伤康复服务政策制定的动力之源，也是政府购买工伤康复活动得以实践的首要步骤。它一方面能有效规避政府的非公共性动机，切实反映广大工伤职工对工伤康复

服务的需求和期盼；另一方面便于政府实现工伤康复服务供给目标，制定合理的服务供给政策。因此，依托政府购买服务办法与预算管理制度，在充分调查广大工伤职工康复需求和社会各界意见的基础上，根据经济社会发展实际和广大工伤职工对工伤康复服务的现实需求，以建立健全购买服务目录为核心，对工伤康复服务项目和内容的优先购买次序进行科学决策和动态调整。而在具体操作上，既要把握地方政府工作重心、部门工作重点和年度预算，又要重视社区调查、工伤职工走访和工伤康复服务机构等意见建议搜集工作；既要根据财力确定购买康复服务内容和范围，又要坚持贫困、重度伤残职工优先，从而满足广大工伤职工更加人性化、专业化、多样化的工伤康复服务需求，最终实现工伤康复服务的"政府配餐"到"百姓点菜"。

2. 健全招投标机制

通常来说，实现公共服务承接主体之间的竞争是推动公共服务民营化的灵魂所在。对于政府购买工伤康复服务而言，为了能选出最优的工伤康复服务机构，防止公私共谋和"权力寻租"等潜在风险的发生，需通过规范的招投标机制建设来推进购买活动的公开性、独立性和竞争性。但由于当前我国优质工伤康复服务机构发育不完善，要实现竞争性招投标往往存在一定困难，相比追求"经济和效率"的强制性竞标购买模式，购买工伤康复服务中"最佳价值"超越经济理性，逐渐成为政府购买活动新的目标取向。因此，对招投标机制的完善和健全只能是构建政府购买工伤康复服务运行机制的充分条件，而非必要条件。对于政府购买工伤康复服务来说，绝不能把单纯的节约购买成本作为第一目标。提高工伤康复服务的质量才是政府购买服务追逐的最大要义。当没有足够数量的工伤康复服务承接主体而达不到竞争性招投标条件时，政府可以通过邀标、竞争性谈判的购买方式来鼓励工伤康复服务机构积极参与工伤康复服务的供给。随着我国工伤康复服务机构的不断发展和壮大，政府以竞争性招投标的方式来遴选服务承接主体无疑是今后政府购买工伤康复服务的基本方向。

3. 健全绩效评价机制

为了实现政府购买工伤康复服务良好的实践效果，加快绩效评价机制创新就显得极为重要。一是要制定科学的评价标准和方法，既要建立能反映工伤职工的身体机能康复情况等的指标，又要包含能充分反映工伤职工的心理康复情况等的指标；既要建立能反映工伤职工在康复服务机构的日常康复情况等的指标，又要包含能充分反映工伤职工康复出院后重返家庭、社会、岗位的适应情况等的指标；既要建立能反映工伤康复服务成本、硬件条件等的指标，又要包含能充分反映工伤康复服务人员素养和能力等的多元化可量化指标。同时，根据每个指标的重要程度赋予相应的权重，以此构建能够全面有效规范地评价工伤康复服务机构及其工伤康复服务的绩效评估指标体系。二是要建立多元主体评价体系，客观准确地反映工伤康复服务水平，这是工伤康复绩效评估质量得以保证的前提和基础。在行政主管部门主导绩效评价的基础上，完善工伤职工及其家属、工伤康复服务机构、社区、用人单位等多个利益相关主体全面参与的多方评价机制，以保证绩效评价结果能在多方博弈中凸显最大化的公共理性。同时，引入独立第三方评价主体，充当"裁判员"和"中间人"的角色，最大限度地保证评价结果的专业性、权威性、技术性和公正性。

（二）合理界定权责利边界，理清购买服务的利益相关主体关系

相比传统工伤康复服务的"二元"供给模式，近年来，通过引入市场机制，向工伤康复服务组织和机构购买工伤康复服务的"三元"供给模式，更加有效地提高了政府管理效率、加快了政府治理结构转型。但如何协调好政府、社会和公众之间的良性"伙伴关系"是治理结构转型必须面对的重要问题。作为多元主体的政府部门，减

少和解决利益冲突有效实现变革的重要前提则是划清政府、工伤康复服务机构和工伤职工之间的权、责、利边界。

1. 明确政府扮演的角色

随着公共服务供给方式的不断变革，政府自身的改革不仅包括组织机构的调整还包括政府角色和行为范式的转换。在当今中国的工伤康复服务治理体系中，广大工伤职工关注的焦点已经逐渐转移到政府扮演的角色以及政府应该做什么和不应该做什么等问题上去了。因此，明确政府在购买工伤康复服务中的角色，从而实现公共利益最大化和工伤康复服务完善化，是政府成为"聪明买家"要思考的重要问题之一。

在政府购买工伤康复服务活动中，政府主要应扮演好四个角色。一是充当购买规则的制定者、裁判员，即在体制框架内灵活制定相应的购买规则，维护购买秩序和购买环境，通过积极发挥"领航者"的作用，引导工伤康复服务主体行为活动，以提高工伤康复服务质量。二是充当主体利益的协调者，即政府在购买工伤康复服务中，坚持统筹兼顾、局部服从全局的原则，发挥横向协调和纵向指导的作用；既要协调好政府与工伤康复服务组织和机构间的关系，也要协调好政府与广大工伤职工的关系，更要协调好工伤康复服务机构、社区、用人单位等的关系，进而保证工伤康复服务利益主体间目标和行为的统一，激励政府购买行为能致力于购买目标的实现。三是购买过程的保障者，由于工伤康复服务机构可能存在追逐私利的倾向，政府必须对工伤康复服务市场和社会参与者实施全过程的监督管理，积极维护各项工伤康复服务相关的公共利益，保障工伤康复服务的生产和提供能够服务于公共利益这一最高价值目标的实现。四是长效发展的推动者，即政府部门要聚焦广大工伤职工的康复效果和需求变化，同时对各地成功的购买项目进行认真总结和积极推广，努力成为推动购买工伤康复服务持续进步和成长的"中坚力量"。

2. 划分各方权责范围

工伤保险行政主管部门、工伤康复服务机构和广大工伤职工共同构成了购买工伤康复服务活动的"三大主体"。权责明确是进行权力分配的根本性原则，而拥有权力也意味着必须承担相应的责任。因此，权责范围的合理划分并对此做出不同层次的必要保障是减少和解决利益主体冲突并有效实现变革的重要前提。

一是就工伤保险行政主管部门而言，购买服务促使工伤保险行政主管部门从服务的直接"生产者"转变成"监督者"，其权力范围逐渐转变为工伤康复政策的制定权、公共竞争市场的监督权、承接主体的调整权、撤销权和奖惩权等，而职责转变为工伤康复服务质量的维护者、工伤康复服务机构积极性的调动者、工伤职工合法权利的保障者等。二是就工伤康复服务机构而言，权责范围主要表现为在参与政府购买活动中的选择权、与工伤保险行政主管部门购买服务中相对平行的利益谈判权，以及在工伤康复服务过程中的自主管理权等，而职责范围主要是购买服务合约的优质服务者、自身长远发展的内在管理者、服务内容和资金使用的信息公开者等。三是就广大工伤职工而言，要积极引导广大工伤职工明确自身权利的重要性，使广大工伤职工在购买过程中采取积极协调、适当妥协的行为方式等，同时也积极关注并主动参与解决政府购买工伤康复服务领域发生的各种问题，逐渐改变过去固有的"政府唱戏，群众看戏"的单一的工伤康复服务消费者的形象，促使广大工伤职工成为工伤康复服务的共同生产者，主动、积极地参与到政府购买工伤康复服务活动中。而广大工伤职工必须自觉遵守和执行工伤康复相关的管理规定，并在接受工伤康复服务环节中自觉约束自身行为。

3. 平衡多方利益诉求

不同于公共服务的传统供给模式，工伤康复购买服务是在引入市场竞争的条件下进行的，追求利润最大化的逐利行为必然成为其主要特征，这也符合西方经济学中关于"理性人"的最基本的前提假设。而对于政府行为及其目的的认识，各个学派虽有争执，但大多认为政府亦不是道德的神话，同样存在所谓的"部门利益"。因此，如何有效协调购买工伤康复服务中"三元主体"的利益诉求就显得尤为重要。

通常而言，不同层面的利益主体往往站在各自不同的立场进行利益较量，但它们所处地位和作用、资源和权力的不对等，在利益的获取方面存在着巨大的差别，极易造成相互间的矛盾与冲突。为了保证工伤康复服务市场整体利益的最大化，就需要政府来规范管理。因为在社会变革的过程中，不同主体间的利益诉求既存在矛盾也会形成许多"交集"，常常需要通过政府这一权威机构进行集中、合法地传输和表达，此时政府则需要在政府与市场、社会与个人之间找到新的公共价值和公共利益平衡点。

因此，在工伤康复服务购买活动中，面对不同主体的利益诉求，政府作为承担"三元主体"间利益统筹以及矛盾调解的最高责任主体，需要用工伤康复的公益性这根最高利益准绳将广大工伤职工、工伤康复服务机构等利益相关者紧紧地连接在一起，并通过设计一套制度和规则来强化以维护公共利益为目的的道德自觉性，进而促进包括政府自身在内的不同利益主体，在理性认识的基础上和在可能条件下来实现最大限度的利益调和，使它们能在满足共同利益的前提下积极实现对自身利益的追求。另外，在不损害自身合理利益的前提下，还应该设计适当的激励机制和利益共享补偿机制来平衡主体间的利益诉求，从而实现主体间的和谐共处。

（三）积极培育服务承接主体，支持引导工伤康复服务机构发展

技术精湛、环境优越的工伤康复服务机构是良好的工伤康复制度

运行不可或缺的重要组成部分。然而，由于经济社会发展背景不同，我国的工伤康复服务机构与西方发达国家相比有很大的不同。这是由于我国政府长期在社会事务中"一揽独大"，我国工伤康复服务机构"先天发育滞后"。因此，在当前"政强社弱"的情况下，要"放""管"结合，正确处理好政府和社会的管理关系，积极引导工伤康复服务机构发展。

1. 强化激励效应，调动工伤康复服务组织参与政府购买的积极性

在充分尊重工伤康复服务机构发展价值，理解工伤康复服务机构具体需求和信守契约精神的基础上，通过赋予工伤康复机构更多的事务参与权，强化激励效应，充分调动工伤康复服务机构参与工伤康复服务的积极性。

一是在具体事务上给予工伤康复服务机构支持。基于工伤康复服务机构自治性的特征，政府应给予工伤康复服务机构足够的自我管理、自我负责和自我发展的空间和平台，激发工伤康复服务机构参与购买活动的活力，实现政府和工伤康复服务机构之间"政社分开、权责明确、依法自治"的有机统一。二是在制度安排上向工伤康复服务机构适度倾斜。出台相应的政策对工伤康复服务机构的基础设施建设与金融贷款、税费等予以支持与减免，降低工伤康复服务机构发展的资金压力与成本，积极出台措施对工伤康复技术人才引进、工伤康复管理水平提升进行指导与帮扶，鼓励民间资本与社会力量投资工伤康复服务事业，为工伤康复服务机构的成长创设良好的环境与平台。三是营造有助于工伤康复服务机构发展的社会氛围。积极引导舆论走向，运用多种方式和途径对工伤康复服务机构在承接工伤康复服务时所发挥的积极作用和重要影响力进行宣传，以提高广大工伤职工的责任意识和工伤康复服务机构的使命感，进而营造有助于工伤康复服务机构发展的社会环境。另外，对于专业性、独立性较高，发育程度较为完善的工伤康复服务机构，政府除了在资源上给予其必要的帮

扶之外，还应创造更加公平、公正的竞争环境并提供更多的社会机会，使其通过充分的自主发展来提升自身的资质，从而有效地承接政府工伤康复服务职能。

2. 注重能力建设，优化工伤康复服务机构的自身"软硬件"水平

当前我国工伤康复服务机构发展困境不仅有政府管理体制的原因，也有因其疏于自身建设和管理而带来的问题，工伤康复服务机构必须注重自身能力建设，从优化工伤康复服务机构的"软硬件"水平上下功夫。

一是提高自身专业化水平。推动工伤康复服务机构以承接政府购买服务为契机，以满足广大工伤职工需求为出发点和立足点，加强康复专业技术人才的技能培训，加大康复设施设备的投入力度，以提升工伤康复服务专业化水平和质量。二是加强自我约束能力。不同于传统政府行政管理模式，在政府购买服务中政府并不参与工伤康复服务机构的日常运营。为避免陷入政府管理"一放就乱"的局面，工伤康复服务机构应建立有效的内部约束机制，确保工伤康复服务持续健康发展。如借鉴"行业协会"发展模式，建立工伤康复服务机构联合体，共同履行组织间协调指导、自律管理的职能，同时在内部形成自律、自治的有效规范，通过工伤康复服务机构内部自我约束和外部规则的有机结合，共同促进工伤康复服务机构的整体利益提高和良性发展。

3. 突出包容发展，引导工伤康复服务机构做强做大

坚持包容发展和善治立场，既给工伤康复服务机构一定发展资源，又给工伤康复服务机构相对独立的空间。一方面，加快工伤康复服务规划发展及相关立法的修订和制定，立足简政放权等具体行动，建立健全行政管理部门、工伤职工、社区、企业等相关部门参与联动机制，鼓励工伤康复服务机构根据工伤职工不同的伤残等级和类别适度延伸工伤康复服务内容和领域，如针对中重度工伤职工开展无障碍

家居环境改造项目；充分发挥工伤康复服务机构在社区康复服务、公益慈善、社会工作等领域的引领作用，积极开展各类康复指导训练，推动康复服务不断向外扩张。另一方面，加强对工伤康复服务机构的专业督导，引导规模较大、康复技术优良的工伤康复服务机构承担康复科研、人才培养、服务评估等延伸职能，搭建工伤康复服务机构参与工伤康复政策研究、试点、倡导与信息共享的平台，畅通工伤康复服务机构提供合理化、建设性意见建议的渠道。此外，跟进建立淘汰机制。在积极构建购买服务监管体系过程中，对不合格的工伤康复服务机构，通过等级评估、末位淘汰、"黑名单"等方式进行警示、帮教和惩戒，以及适时淘汰。

第五章　工伤职业病健康管理
模式与路径研究

—— 以湖南某市尘肺职业病为例

　　随着我国经济社会的快速发展和工业化、城镇化进程不断加快，一个困扰劳动者健康的社会问题——职业病危害，日渐成为我国难以绕开的课题。我国职业病的危害因素分布广泛，从传统工业产业到第三产业以及新兴服务行业，都存在着不同程度的职业病危害。据不完全统计，目前全国职业病危害接触人数、职业病患者累计数量、职业病死亡和新增病例数均居世界第一位。有5000万家以上的企业存在不同程度的职业病危害因素，有超过2亿劳动者工作在这些企业的生产第一线。而职业病危害所造成的经济损失更是令人震惊，根据有关部门的粗略估计，我国因为职业病每年所造成的直接经济损失达千亿元，间接经济损失则超过2000亿元。自20世纪50年代职业病报告制度在我国形成至今，全国已累计统计上报职业病患者超过百万例，其中30多万例死亡，全国现确诊职业病患者近70万例，而且每年患者数量还以近4万例（其中约3500人死亡）的速度递增。部分地区职业病危害已发展到骇人听闻的程度，甚至在局部地区出现了"尘肺村""中毒村"等令人触目惊心的现象。

　　十九大报告提出"实施健康中国战略""人民健康是民族昌盛和国家富强的重要标志"，这是新时代人民对美好生活新期盼的内在要求。职业健康管理作为关乎广大从业者的安全健康和家庭幸福，关乎我国社会主义事业发展和稳定大局的重中之重，需要推动政府、全社会、人民群众共建共享，倡导把健康管理理念融入所有政策。因此，强化职业健康管理，着眼于劳动者健康，立足于减少职业病危害的发生，全方位保护广大从业人员的身体健康和生命安全，不仅是全面建成小康社会、基本实现社会主义现代化的重要基础，是全面提升中华民族健康素质、实现人民健康与经济社会协调发展的国家战略，更是积极参与全球健康治理、履行 2030 年可持续发展议程国际承诺的重大举措。

一　尘肺工伤职业病健康管理的理论概述

准确把握和厘清尘肺工伤职业病健康管理的基本内涵、管理内容，是全面有效地开展工伤职业病健康管理工作的前提和基础，是有效保障劳动者健康和安全、促进社会和谐稳定的关键举措。

（一）基本内涵

1. 职业病及其尘肺职业病

目前学术界对职业病概念的界定有广义和狭义之分。通常，广义上的职业病十分宽泛，泛指劳动者因特殊劳动性质或劳动环境引起的慢性病，既包括一些因接触有毒、有害物质等引起的疾病如尘肺病、生化中毒等，又包括长期从事某种职业时容易患上的如咽喉病、脊椎病、心脑血管疾病等"准职业"疾病。而狭义的职业病又称为"法定职业病"，根据《中华人民共和国职业病防治法》中的定义，是指企业、事业单位和个体经济组织等用人单位的劳动者在职业活动中，因接触粉尘、放射性物质和其他有毒、有害因素而引起的疾病。

尘肺，规范名称为肺尘埃沉着病，通常是由于职业活动过程中长期吸入生产性粉尘（灰尘），并在肺内潴留而引起的，以肺组织弥漫性纤维化（瘢痕）为主的全身性疾病。尘肺病的发病常常伴随着一系列的并发症，它对人体的呼吸功能会造成十分重要的影响，且病发过程中一些内脏器官也将被波及。我国法定的尘肺病共包括 12 种，主要是煤工尘肺、电焊工尘肺、石墨尘肺、硅肺等。目前，尘肺职业病是我国发病率最高、波及范围最广的一种职业病。2017 年，卫生部统计数据显示，全国共报告各类职业病新病例 26756 例，其中职业性尘肺病为 22701 例，占比为 84.84%，病死率超过 20%。但有关专家调查发现，能够做职业病诊断并在疾控中心登记的，仅占尘肺病患者的 10%～20%。

2. 尘肺工伤职业病健康管理的相关概念

一般而言，职业病健康管理是指以促进并维持各行业职工的生理、心理及社交活动处于最好状态为目的，以防止职工的健康受工作环境影响，保护职工不受健康危害因素伤害，将职工安排在适合其生理和心理的工作环境中的系统性安排。

为全面有效地开展和实施尘肺职业病健康管理和服务工作，我们对三个相关或相近的概念进行比较和区分，即尘肺职业病健康管理、尘肺职业病安全管理、尘肺职业病卫生管理。长期以来，人们将尘肺职业病健康管理与尘肺职业病安全管理和尘肺职业病卫生管理混为一谈。甚至有研究认为，尘肺职业病安全管理、尘肺职业病卫生管理和尘肺职业病健康管理是完全等同的，其实不然。

尘肺职业病安全管理，是指以防止尘肺职工在职业活动过程中发生各种伤亡事故为目的，在尘肺职工工作领域的环境、技术、设备、教育，以及法律法规、组织制度等方面采取的相应安全防范措施。尘肺职业病安全管理往往侧重于职业危害的预防性管理，常与尘肺职业病健康管理合称为尘肺职业病安全健康管理。

尘肺职业病卫生管理也是以使尘肺职工在职业活动过程中免受工作环境或职业性危害影响为目的，而采取的相应防范措施。尘肺职业病卫生管理侧重于尘肺职工从事各种职业劳动过程中的卫生问题，属预防医学的范畴。

由上述两者基本内涵可知，尘肺职业病健康管理与尘肺职业病安全管理、尘肺职业病卫生管理等概念既有交叉，又有侧重，它们相互作用、相互促进。尘肺职业病健康管理、尘肺职业病安全管理、尘肺职业病卫生管理都是以防止职工在生产活动过程中免受工作环境、设施设备等职业性因素侵害，保障职工健康为主要目的，并采取相应的制度防范和管理措施。但尘肺职业病安全管理与尘肺职业病卫生管理两者更加侧重于预防性管理，其研究对象更倾向于工作环境、有害因素等物质的影响，而尘肺职业病健康管理则更为注重以劳动者为中心的人的因素，尘肺职业病健康管理不仅包括职业安全、职业卫生防护等预防性管理，还包括职业危害发生后，对尘肺职工的伤病管理、健康教育与健康促进等。

由此，本研究将尘肺工伤职业病健康管理的基本范畴界定为，以尘肺职业病为主要研究对象，以促进尘肺职业病病患者身心健康为核心内容，运用现代化的技术与手段，防范和保障职工在生产活动过程中免受工作环境、设施设备，以及其他危害健康因素的侵害；同时在尘肺患者在职业活动中遭受不良因素伤害后，最大限度地补偿、恢复和提高伤残者已丧失或被削弱的功能，以降低尘肺患者因工伤残造成的劳动和生活能力的下降程度，促进其适应或重新适应工作、家庭、社会生活的管理手段和措施。

（二）尘肺工伤职业病健康管理的主要内容

根据尘肺工伤职业病健康管理的基本定义和属性，尘肺工伤职业病健康管理内容主要包括常规性的尘肺职业病安全管理、尘肺职业病卫生管理等预防性管理服务内容，以及工伤事故发生后的有关职业补偿、伤残管理、社会（工作、家庭）再融入等一系列的管理内容。

1. 尘肺职业病预防管理

由于尘肺是一种"可防不可治"的疾病，减少生产性粉尘（灰尘）是减少尘肺职业病发生的最有效方法，因此世界各国都在积极加强尘肺职业病预防管理。尘肺职业病预防管理是企业和社会避免或减少尘肺工伤事故和尘肺职业病发生，有效保障职工生命安全，减少经济损失，促进企业可持续发展和社会稳定的关键手段。

尘肺职业病预防管理的具体内容包括职工上岗前、在岗期间、离岗时的定期健康检查与职业病普查，以及应急性尘肺职业病危机管理等。国内外经验证明，尘肺病预防的关键在于防尘，防尘工作做好了，劳动环境中的粉尘浓度就会大幅度下降，只要达到国家规定的卫生标准，就基本上可以防止尘肺病的发生。预防的途径主要有：①工艺改革、革新生产设备，这是消除粉尘危害的主要途径。②湿式作业：采用湿式碾磨石英、耐火材料，矿山湿式凿岩、井下运输喷雾洒水。③密闭、抽风、除尘：对不能采取湿式作业的场所，应采用密闭抽风除尘办法，防止粉尘飞扬。④接尘工人健康检查：包括就业前和定期健康检查，脱离粉尘作业时还应做脱尘作业检查。⑤个人防护：佩戴防尘护具，如防尘安全帽、送风头盔、送风口罩等。

2. 尘肺职业病伤残康复管理

尘肺职工病伤残康复管理是指尘肺事故发生后，职工获取尘肺工伤赔偿、工伤康复，并促进身体机能恢复，重新融入社会、家庭，实现自我价值的过程。尘肺职业病伤残康复管理主要包括尘肺职业病工伤医疗康复、职业康复、社会康复及心理教育等。

通常而言，尘肺职业病工伤医疗康复的目标在于改善和减轻已经出现的健康损害或防止其恶化，主要包括急救、治疗、理疗、家庭护理等；尘肺职业病职业康复指的是通过一系列职业评估、训练、技能培训等个体化、差异化的职业康复技术，促进尘肺工伤职工重返职业的系统的管理手段或措施；尘肺职业病社会康复的目标在于帮助工伤职工克服日常生活中的不便，并使其参与到社会的集体生活中，主要包括加强对尘肺患者进行跟踪管理，如后期康复训练辅导、提供心理咨询服务等，确保尘肺患者获得工作岗位的同时拥有积极健康的心态，完全融入社会。

二　湖南某市尘肺工伤职业病健康管理的
发展现状与主要问题

对于尘肺病，有这样一种并非危言耸听的说法，即跪着死亡是很多尘肺病人离世的最后姿势。一般来说，普通人不会得尘肺病，身边也很少会接触到尘肺病人，我们难以完全理解他们的辛酸，但是当我们从新闻报道中，了解到他们生活的艰辛、痛苦和无助，以及对生命的无奈时，难免都会有所悸动。近年来各级部门、组织都下大气力加强尘肺工伤职业病的健康管理，也取得了一定进展，但是也存在预防不及时、不到位、不科学等问题。

（一）湖南某市尘肺工伤职业病健康管理的发展现状

为深入研究尘肺工伤职业病健康管理的基本情况，本研究以湖南某市为研究对象，同时采用问卷调查的方式，重点了解该市尘肺工伤管理服务体系建设、尘肺工伤职业患者构成和分布、尘肺工伤职业体系建设投入情况等，问卷对象涉及尘肺的相关企业、医院、政府部门和职业病患者。

1. 工伤职工参保范围不断扩大，尘肺职业病管理服务体系初步形成

在各级党委政府的高度重视下，该市人力资源和社会保障部门抓住机遇、着力协调，建立健全了工伤保险经办工作机构，该市13县（市、区）都已设立单独的副科级事业单位。为适应参保对象多元化和管理服务社会化的要求，全系统整章建制，不断完善管理服务的制度和措施，修订、制定经办规程，建立管理制度，规范业务流程，构建管理服务平台。全市基本形成了具有工伤保险特点，涵盖参保登记、基金征收、待遇支付、财务稽核等运行监控和评价考核的经办管理服务体系，为保证制度运行、实现制度功能，发挥了重要作用。近

年来，该市工伤保险部门将扩面作为工作重点紧抓不放。按照目标任务，采取跟踪调度、上门督办、定期通报、重点突破的方式，全力以赴推动全市工伤保险的扩面工作，该市参保人数已从 2005 年的 8.6 万人迅猛增加到 2013 年的 41.1 万人。其中农民工参保 13.7 万人，全额拨款行政机关事业单位参保 10.6 万人。尘肺工伤保险参保范围从最初启动时的企业、有雇工的个体工商户、自收自支事业单位，逐步扩大到全额拨款行政机关事业单位和建筑施工企业的农民工，从制度上实现了所有职业人群的全覆盖。全市各级工伤保险经办机构抢抓机遇，完善征管方式、加大征缴力度、确保应收尽收，工伤保险基金规模保持较快增长。截至 2013 年底，该市累计征收工伤保险费 1.6 亿多元；累计支付工伤费用 1.76 亿多元，基金累计结余 8951 万元，基金规模不断扩大，基金管理不断加强，工伤人员的待遇水平稳步提高。

2. 尘肺工伤预防管理投入不断加大，尘肺事故发生率不断下降

该市不断加大对尘肺工伤职业病预防管理方面的投入，尘肺事故发生率不断下降。一是督促企业加强安全生产，以多种形式加大工伤预防力度。组织召开各尘肺隐患单位工伤预防工作会议，督促企业注重安全生产，加强尘肺职业病危害排除工作，同时表彰工伤保险预防工作先进单位，交流安全生产和工伤预防的经验做法。二是充分发挥工伤保险差别费率和浮动费率的杠杆作用。严格落实相关文件规定，将工伤保险各行业基准费率标准从原有的 0.1%、0.5% 和 1.5% 提高到 1%、2% 和 3%。同时将不同行业、企业等的赔付率和事故发生率作为浮动费率的依据，确定最终工伤保险费征缴比例，有效地发挥了工伤保险费率措施的杠杆作用。三是加强尘肺健康教育，增强事故的预防和处理能力。充分利用广播、电视、报刊和网络等媒体进行尘肺工伤保险政策法规宣传，提高对工行保险相关法规的认知能力、工伤事故的防范和处理能力。

3. 尘肺工伤保障稳步落实，尘肺职工生活质量不断提高

该市尘肺工伤职业病健康管理不断增强，尘肺康复投入力度也逐渐加大，康复医院服务体系基本形成，不断引进医疗机构和康复从业人员、康复技术，为更好地建设完善的尘肺工伤职业健康管理体系打下了扎实的基础。一是工伤待遇落实情况。从 2013 年享受工伤保险待遇构成的情况看，该市享受工伤待遇人数 3350 人，享受一至四级待遇的为 113 人，享受五至十级待遇的为 918 人，享受未评定伤残等级待遇的为 2110 人。二是制度化建设不断加强，尘肺工伤保险制度安排更为合理。建立了尘肺工伤事故快报制度，发生重伤事故、死亡事故和特大伤亡事故时，参保单位应于事故发生后 24 小时内报告。根据尘肺工伤事故快报，工伤保险经办机构可以及时了解工伤病人的住院情况，以便有的放矢地进行早期介入工作，特别是能够及时对在非协议机构进行就近抢救的病人进行跟踪管理服务。

（二）尘肺工伤职业病健康管理存在的问题

虽然该市尘肺工伤职业病健康管理取得了一定的成就，但在实际管理工作中仍存在一些问题和不足，面临许多新的挑战。主要表现为尘肺工伤患者自我保护意识不够，维权意识薄弱；企业对安全生产不够重视导致职业风险发生；尘肺工伤职业信息系统建设落后和人员队伍建设不完善等。

1. 尘肺工伤患者对工伤康复认识不到位，康复意识薄弱

其一，对该市尘肺患者的问卷调查显示，省级统筹范围的工伤患者有 85% 以上为农民工，其学历大部分为初中。这往往造成工伤职工对尘肺防治及康复知识了解程度普遍较低，对康复的认识往往只局限于经济补偿或者医疗康复，而对于职业康复和社会康复了解得很少。

其二，在对该市城市居民的随机调查中发现，约 82.7% 的人知

道工伤保险，但只有 20.5% 的人听说过尘肺工伤康复，而知道职业康复的人更是少之又少。由于工伤保险宣传普及不足以及职工工伤康复意识较薄弱，许多职工往往错误地强调医疗救治及经济补偿的内容，因而大部分人将工伤待遇等同于医疗待遇，将医疗救治的结束视为工伤保险的终结。

其三，由于社会对于康复的片面了解及经济利益的驱动，尘肺事故发生后，企业往往只顾推卸责任，希望尽早把事情"解决"，而工伤职工本身也会在"康复后的低补偿与不康复的高补偿"间选择后者。同时由于接诊工伤职工的临床医生和康复医生对于职业康复的认识缺乏，将医疗康复等同于工伤康复，从而伤者不能接受到真正意义上全面的康复治疗。这一系列的问题导致了职业康复无法早期介入，工伤职工无法获取最佳的康复机会和康复效果。

2. 企业安全生产意识不够，尘肺工伤职业病风险时有发生

对该市化工、建筑、煤炭等涉及粉尘相对较多的企业的问卷调查结果表明，65% 的企业都未系统组织员工学习《职业病防治法》和《工伤保险条例》，80% 的企业未在劳动合同中告知员工尘肺职业病的危害及其后果，55% 的企业未定期对员工进行健康体检，尘肺防护工具也相对单一。一些用人单位对新、改、扩建项目不依法履行"三同时"审查验收程序即立项、建设和开工生产，农民工不进行职业卫生健康体检就上岗工作，聘用期间未对其定期进行健康体检，严重损害了劳动者的健康权益等。

在许多用人单位，农民工劳动权益的保护，还只停留在基本拿到足额工资的层面上，诸如薪酬、就医、工伤保险、养老保险等，还没有得到像其他劳动者一样的待遇。农民工大多来自经济落后的偏远农村，求职心切，往往自愿从事超强度、风险较大、危害严重的工作。一些规模小、设备落后、污染严重的企业，在粉尘浓度超标的作业岗位，频繁轮换农民工，一旦发现农民工有患病苗头就立即将其解雇；

一些企业对农民工和本企业固定职工的劳动保护待遇实行双重标准，不与农民工签订劳动合同、不告知其作业岗位危害因素、不进行岗前培训、不给农民工进行健康体检，不给农民工建立健康监护档案和办理工伤社会保险。这些农民工一旦患上尘肺病，其诊断、治疗、工伤补助就无法落实，不少家庭看病花去了所有积蓄，如今负债累累，陷入贫困，而企业直接对尘肺患者的补助相对较低甚至没有，企业职业风险日益增大。

3. 工伤信息系统建设滞后，尘肺工伤职业病管理信息化程度普遍不高

建立准确、全面、安全、高效、快捷的计算机网络管理系统是工伤保险工作正常开展的重要环节，是工伤保险现代化管理必不可少的前提。而该市 13 个县（市、区）普遍缺少资金开展信息网络建设，经办机构也普遍缺少网络管理维护人才，至今仍有不少县（市、区）靠手工操作，这种现状越来越不适应工伤康复事业快速发展的需要。

对该市已有的二甲和三乙级别的综合性医院的调查结果显示，90% 的医院都没有建立完善的信息化系统，尘肺康复专科信息化系统建设也未提上日程，尘肺职业病康复标准化流程建设受信息系统滞后制约较为严重。另外，尘肺职工的康复档案和职业康复管理数据系统未建立，极不利于工伤行政管理部门及时了解该市尘肺职业病康复建设和管理情况，大大降低了尘肺工伤康复管理效率。

4. 机构队伍建设有待加强，尘肺工伤职业病相关人才供给与需求存在巨大缺口

近年来，湖南省工伤保险事业持续发展，对工伤保险队伍的建设提出了更高的要求。特别是随着工伤保险覆盖领域的拓展和老工伤人员待遇保障工作的纳入，工伤保险经办机构直接管理的人数越来越多。随之出现的工伤认定、劳动能力鉴定、待遇支付等工作量越来越大，对经办人员的业务素质要求越来越高；同时，在尘肺患者日益增

加的现状下，专业医疗机构以及康复医生的合理配比也是尘肺职工得到全面康复的基本保障。而该市为尘肺工伤职业病专业服务的相关人员占比相对较低，尘肺工伤职业病的专业康复医疗人员占比也较低，因此尘肺工伤职业病相关人才不足也是制约尘肺职业病康复管理体系建设的因素之一。以尘肺职业病专业康复技术人员为例，调查显示，该市现有综合性医疗机构中，工伤康复相关医护人员数量不足专职医生的 20%，而尘肺专业医生人数仅占 2.5%。

三　湖南某市尘肺工伤职业病健康管理的主要模式和基本路径

把人民健康放在优先发展的战略地位上，这是习近平总书记在十九大报告"实施健康中国战略"中提出的要求，也是新时代工伤康复发展的必然要求。尘肺职业病多发于中小型企业，往往因为"制度不完善"，其患者大多处于无助、边缘的状态。这种"艰难呼吸"的苟延残喘的生存困境不应成为尘肺职工的痛，需要通过加强尘肺工伤职业病健康管理来弥补制度的空缺与补足制度的短板。这既是时代的呼声，也是党和政府义不容辞的职责和任务。

（一）总体思路

尘肺工伤职业病健康管理的总体思路是：以科学发展观为指导，深入贯彻落实《工伤保险条例》，以促进和保障尘肺工伤职工身心健康为目标，协调利用医疗卫生、社会保障等资源，重点突出尘肺工伤职业病危害防治管理和伤残康复管理两个方面，从技术和服务两方面推进尘肺工伤职工健康全路径管理，以最大限度地降低工伤事故的发生、促进工伤职工"三大回归"，共同实现向工伤预防、工伤补偿与工伤康复"三位一体"的现代工伤职业健康服务的跨越。

（二）基本模式

根据国务院及湖南省社会保障"十二五"规划的指导精神，该市尘肺职业病工伤健康管理将以"预防、补偿和康复"为主要内容开展职业康复体系建设。

1. 健全和完善尘肺职业病危害预防管理机制

工伤事故的发生往往是人的不安全行为和物的不安全状态相互作用产生的结果。据统计，80%的工伤事故是人为因素引发的，而这些事故大多是可以避免的。因此，工伤职业健康管理须从源头预防、源头管理，充分发挥工伤保险的经济杠杆调节作用，以工伤预防制度建设、机制建设为抓手，形成内部激励、外部监督的事故预防机制，把好尘肺工伤职业病健康管理的第一道关。

对企业而言，应该做到如下几点。

（1）建立工伤预防培训平台，加强职工安全生产技术与技能培训，提高他们的安全生产综合素质。一方面要对新上岗职工提供岗前安全生产技术教育，从思想观念上提高他们的安全生产意识；另一方面要针对职工开展经常性或定期性的事故预防与职业病预防等相关知识的培训活动，使他们掌握基本的工伤预防知识。同时，要重点做好各种安全生产与工伤预防技术培训及特种作业人员的安全培训工作，严格实施持证上岗制度。

（2）组建工伤预防宣传小组加强宣传安全生产与工伤预防知识，在单位内部成立专门从事宣传工作的宣传小组，包括劳动者宣传小组和安全监管人员宣传小组，并评选出各自的宣传负责人，通过报告、座谈、讲座、展览、广播、电视电影与演讲竞赛等多种宣传渠道，定期地进行安全生产、工伤预防、职业病预防及工伤保险政策法规等相关知识宣传。

（3）加大对工伤预防的投资。从工伤保险基金中提取部分比例，专门用于安全生产与工伤预防培训教育的宣传投资，同时加大对职业危害防护技术及高危险高污染行业改善劳动环境与生产设备研究的投资，加强高职业危害场所监测，定期对劳工进行职业健康检查，及时发现事故与职业病隐患，防止或降低事故与职业病发生率。

工伤事故与职业危害的责任主要在于用工单位，但造成工伤与职业伤害的原因并不能排除劳动者个人因素。因此，对职工而言，应该做好如下几方面的工作。

（1）提高自身文化素质，掌握尘肺相关政策法律知识，提高安全生产意识。在企业未及时缴纳工伤保险费时应该要求用人单位无条件按照国家政策法规支付基本保险费用，当权益受到侵害时及时用法律武器进行自我保护。

（2）积极参加企业或政府组织的安全教育培训，自觉提高安全生产技术，将自身综合安全素质提高，加强自我预防。尤其身处工作环境较差、安全预防设备落后的高危险高污染行业的劳动者，更应该加强卫生安全意识，减少尘肺职业病的发生。

（3）定期进行健康检查，配合企业防治尘肺职业病的发生。职工健康检查包括上岗前职业健康检查，此项检查可帮助不适合从事高危行业的职工调整岗位，是预防尘肺职业病发生的第一道防火墙；其次是在岗期间的定期职业健康检查，由于尘肺职业病是慢性疾病，定期健康检查可以防微杜渐，及时发现并予以治疗；离岗健康检查，这是员工最容易忽略的一项，但此项检查的进行能减少患者与企业的赔付纠纷，也是确保职员安全离岗的必要程序，应自觉进行。

2. 健全和完善尘肺工伤职业伤残康复管理机制

尘肺工伤职业伤残康复管理主要是利用临床诊疗和康复治疗手段，改善和提高尘肺工伤职工的身体功能和生活自理能力，帮助职工恢复职业劳动能力，并根据他们的职业兴趣和身体功能，从事一定的力所能及的职业劳动，从而促使他们重新回归社会。主要包括康复治疗管理、"三大"回归管理。

第一，加强伤残康复管理。该阶段包括早期介入管理、中期康复治疗和后期康复活动。（1）积极探索尘肺早期介入管理。现代康复医学认为，为了获得最佳的治疗效果，康复治疗必须在伤病发生后尽早开始，预防性康复措施应该完全融入伤病急性期的治疗之中，特别是引起严重残疾而治疗过程又相当漫长的尘肺类疾病。

要确保早期介入顺利开展，在现行制度框架下，必须采取一定措施。如建立尘肺工伤事故快报制度。发现尘肺症状后参保单位应于事故发生后 24 小时内报告。根据工伤事故快报，工伤保险经办机构可以及时了解到尘肺工伤病人的住院情况，以便有的放矢地进行早期介入工作。特别是能够及时对在非协议机构进行就近抢救的病人进行跟踪管理服务（比如指导单位邀请协议机构专家会诊、及时将病人转入协议机构救治或康复）。

引入"待定尘肺工伤职工"概念，实施事中监管。由于尘肺工伤认定需要一定的时间，许多尘肺工伤职工在工伤认定决定书送达之前就已经治愈出院。如果按照常规思维和方法进行管理服务，工伤保险经办机构就只能事后被动买单，无法实现事前、事中监管。为破解此难题，在医疗服务协议中可以规定将"待定尘肺工伤职工"视同"尘肺工伤职工"进行管理服务，确保早期介入工作的顺利开展。

（2）健全和完善工伤康复管理制度。尘肺工伤职工经急救或住院治疗，伤情稳定并已经劳动保障行政部门做出尘肺工伤的认定，尚未进行劳动能力鉴定之前，需接受职业康复治疗。在此阶段专业康复医疗机构应开具尘肺职业病康复建议书，之后尘肺工伤职工再到工伤保险经办机构办理转入康复医院手续。

协议职业康复医院应建立职业康复专家委员会，该委员会由院领导和列入劳动能力鉴定委员会的尘肺职业病康复专家组成，主要负责制定尘肺工伤职工职业康复计划；负责尘肺工伤职工入院后、康复过程中及出院前的康复评定工作。专业康复医院工作流程为职业康复评定→职业咨询→康复治疗→职业康复结束。在职业康复期间，医疗机构应关注病人的身心健康，为其康复后重返原工作岗位或在原单位合理换岗奠定基础。

（3）探索尘肺工伤康复终生追踪服务。尘肺工伤职工身体基本康复后，还应以尘肺康复训练营的方式对患者进行模拟训练，可由该市工伤保险管理处联合康复专家组成训练团队，选定某煤矿基地或尘肺易发企业实地为工伤职工开展康复训练。主要针对尘肺工伤职工进行心理评估、肺功能检查和开展尘肺的发生及预防讲座、尘肺的家庭康复讲座以及体能训练等，使他们了解自身的病情，增加对尘肺病的认识和改善身心功能，增强躯体免疫力与自信心。

第二，加强"三大"回归管理。尘肺患者全面康复不仅包括伤残康复，还应包括使患者实现职业回归、家庭回归和社会回归。

（1）加强职业回归管理。对尘肺职工进行职业技能培训，使其在医疗康复后获得适当的职业，从而促进他们参与或重新参与社会。尘肺职业病回归管理的目标是使尘肺工伤职工恢复就业的能力，通过自己的劳动获得相应报酬，从而获得经济上的独立和人格上的尊严。在职业回归的过程中，应充分了解工伤职工的身体、心理和职业能力状况，有针对性地对工伤职工就业方向进行指导，并提供正规的职业训练以及必要的适应性训练，促进工伤职工身心机能的调整，引导工伤职工从事适当的职业。必要的时候，还应提供特殊的就业安置机会并对其进行就业后的跟踪服务。职业回归管理的主要内容包括职业评定、职业咨询、职业训练和职业指导。

（2）突出家庭回归管理。对于尘肺职工也应以家庭为基地进行辅助性康复，帮助患者适应家庭生活环境，参加家庭生活和家务劳动，以家庭一员的身份与家庭其他成员相处，使家庭康复成为康复医疗整体服务中的一个组成部分。家庭康复在专业人员的指导下由家庭训练员（患者家属）负责，内容包括疾病知识和防治处理方法介绍、简易康复器材的使用指导、开展康复性医疗体育训练及家务活动训练等。尘肺职工的家庭回归管理包括家居环境改造、家庭康复锻炼指导等长期伤残病患家属辅导；康复进程、预后及家庭康复技巧辅导；日常生活及户外活动辅导。

（3）完善社会回归管理。尘肺工伤职工经常面临康复出院后失业或精神状态长期低迷的问题，这归因于社会康复的缺失。社会回归管理要求对尘肺工伤职工康复后的各方面进行全面指导与帮助，寻找到解决问题的办法，协助工伤职工补偿自身缺陷、克服环境障碍、平等地参与社会生活，改善工伤职工的生活和工作环境，提高其生活质量。尘肺职工的社会回归管理是一项系统而复杂的工程，也是该市工伤职业健康管理的重要补充环节。做好尘肺职工的社会回归工作要求医疗卫生机构、工伤职能部门、专业康复机构、社区健康服务站和心理咨询机构等社会团体共同完成。社会回归的主要内容包括：伤残社会适应的辅导；心理社会适应与调整；政策宣传与咨询辅导；人际关系辅导（雇主、医护人员、社保、家庭等相关者）；压力处理；就业安置辅导；工作调整、行为教育及工伤预防辅导；求职、创业技巧辅导；重返社区与社会辅导。尘肺职工的社会回归管理需要借助社会各界力量使工伤弱势群体重新回归社会，获得正常的学习、工作和生活能力，克服身心困难，达到自我价值的实现，为和谐社会的构建增添活力。

（四）基本路径

尘肺工伤职业病健康管理是为不同康复需求的尘肺工伤职工提供有针对性、个性化的康复服务，切实为保障患者康复权利，改善患者身体功能和为其创造平等参与社会生活的条件而服务的。为实现尘肺工伤预防、医疗、康复和就业服务一体化管理的目标，需要构建"一个平台、三大服务体系"。

1. 构建尘肺工伤职业健康信息化平台

依托信息化平台，建立完善的尘肺工伤职业病信息统计库，建立尘肺工伤职工相关档案，收集和分析尘肺工伤职业病康复人员的相关数据和情况。针对尘肺工伤职工总数、人员分布情况、伤残级别及具体情况、康复总需求量、实际康复人数、费用支出等数据进行统计和分析，使得广大尘肺工伤职工进行康复的诉求得到有效表达和关注，对工伤康复事业发展进行科学预测和远景规划。同时，对已经进入工伤康复机构的尘肺工伤人员，应依托信息化平台，对他们的实际康复过程予以实时监控，从而明确康复收费项目、康复规范服务、康复常用药品、辅助器具的配备等内容，为立法明确工伤康复的实施细则提供信息依据。当然，信息平台的建设还可以拓展到工伤职业健康政策信息、医疗机构汇总信息、工伤职业健康管理分类信息等历史信息查询栏目；可设置尘肺等职业病防范领域的体检管理系统、疾病预警系统、健康风险评估系统、职业康复方案、职业健康管理互动平台等。

2. 完善医疗卫生服务体系

医疗卫生服务需要卫生行政管理部门、综合性医疗机构、专业康复机构、社区卫生服务机构共同参与。具体而言，卫生行政管理部门应该组织制订尘肺康复诊疗技术规范、临床路径和康复治疗质量评估标准，进一步提高服务质量，规范服务行为。要加强对康复医疗机构的管理和指导，体现康复服务的专业特征，注重学科融合，突出诊疗效果。同时，它还应发挥服务示范作用和承担康复医学专业人员培训工作，打造不同层次、不同特色、布局合理、体系健全的康复医学专业人才培训网络。综合性医疗机构应提升康复医疗机构建设和管理水平，加强康复专业人员队伍建设。逐步建立康复治疗师规范化管理制度，开展在岗康复医师、治疗师和护士培训工作，逐步建立康复医学科与其他临床各科室的合作机制，强化团队合作模式。康复专业人员应主动深入其他临床科室，开展早期康复治疗，提高整体治疗效果，为患者转入专业康复机构或回归社区、家庭做好准备。专业康复机构要提供尘肺患者职业康复和社会康复及再就业培训等一条龙服务，加强出院后跟踪服务管理，建立患者康复档案信息，形成统一的咨询报告。社区卫生服务机构应与专业康复机构对接，为工伤职工提供后期康复服务。

3. 强化社会服务体系

尘肺工伤职业病康复是一项系统性工程，仅仅依靠政府、卫生机构的力量是不够的，需要全社会共同参与。如残联协会或医疗行业协会都可以成为尘肺工伤职业病康复的重要参与力量，通过在资金上支持尘肺康复事业的建设或组织职业培训等方式参与到尘肺工伤职业病康复事业上来。心理咨询机构也可以为尘肺职工提供免费的心理测试和心理健康咨询，确保尘肺患者实现"三大回归"，重新实现自我价值。

另外，社区医院或护理中心和医学志愿者都可以通过与医务人员、伤者及其家属交流的方式，尽可能全面地掌握尘肺工伤人员的详细情况，为其职业康复计划的设计及劳动能力、社会交往能力的恢复发挥积极的作用。尘肺职业病康复管理是一个社会问题，它要求更多的组织、团体及人员的加盟，如西方国家通过组建同业联合公会，发动社会力量全面参与到工伤职业病防治事业中。康复培训基地由国家、政府及工伤保险机构各出 1/3 的资金进行基础建设，还有部分资金来自从同业联合公会征集基金中提取的管理费和研究所的创收。该市可以借鉴先进的国际经验，广泛发动全社会力量参与到尘肺职业病防治工作中，减轻政府的负担，提高康复效率。

4. 健全综合管理服务体系

工伤职业康复涉及多个机构、部门，各部门之间存在工作的接续，尘肺康复也是如此。要使得尘肺康复工作顺利开展，要明确专门负责的人员和机构，提供组织上的保障。如在工伤保险经办机构中成立尘肺职业病康复机构，由其整合现在的工作，牵头管理尘肺工伤职业病康复工作及加强与各部门的协调合作。首先进行宣传和培训，增进社会对于这项工作的了解。其次与医疗机构、康复机构以购买服务的方式签订尘肺职业病康复协议，保障工伤职工从受伤入院到进行康复的过程。同时联系劳动部门的培训部门，为尘肺工伤职工提供职业咨询、职业评定及职业培训服务。联系就业部门，为尘肺工伤职工安排就业及落实相关优惠扶持政策。各部门应通过资源整合，发挥更大的作用。

一方面，通过工伤保险经办机构与医疗机构、康复机构间签订服务协议进行管理。通过工伤保险经办机构与医疗机构、康复机构签订服务协议的方式既可以使伤者得到及时的医疗救治，又不耽误其全面康复。在工伤职工受伤入院后由医疗机构在第一时间收集患者基本资料，除尘肺发生的原因及工伤程度外，还要了解其所在单位、家庭住址、联系电话、家庭情况和所在社区等基本资料，并将这些资料及时反馈给工伤保险经办机构。工伤保险经办机构了解了伤者的家庭资料及救治情况后，联系康复机构早期介入，三者联合通过医疗评定和康复评定等程序，结合工伤职工的个人就业意愿制订个性化的职业康复方案。医疗救治与早期职业康复并行，在医学治疗结束后及时将患者转入相关康复机构，进行全面康复。

另一方面，促进康复机构与职业培训机构间的协作。工伤保险经办机构应联合专门的职业培训机构，整合资源共同开展培训工作。具体来说，在康复的早期，即工伤职工在进行以医疗康复为主的阶段，可针对工伤职工在康复机构内开展简单的、力所能及的培训项目，其目的在于培养伤者对新事物的兴趣，通过简单的操作促进其肢体功能的恢复。而康复的后期，则以职业康复为主，包括使伤者学习全新的技能，以适合新的工作岗位，达到全面康复的终极目标。

四　湖南某市加强尘肺工伤职业病健康管理的对策建议

以《工伤管理条例》及全国性工伤职业健康法律为基础，制定一套具有地方特色的工伤职业康复地方性法规和条例，有利于该市社会补偿机制的完善，从而以完善的政策和标准体系促进工伤康复工作健康持续发展。

（一）加强尘肺职业病康复法规建设

尘肺工伤职业病健康管理方案的顺利落实需要完善的法规体系保障。建立和完善尘肺工伤职业康复费用法规，完善尘肺等工伤医疗费用报销制度，制订医院康复流程标准体系建设方案和监管指标，都是加强尘肺职业病康复法规建设的重要举措。

1. 建立尘肺工伤职业康复费用法规

为保证尘肺工伤职业康复工作的顺利开展，职业康复的经费必须有一套行之有效的额度及提取规定。湖南省《关于工伤保险基金支付项目等有关问题的补充规定》中明确工伤康复费用主要用于支付因工致残完全丧失劳动能力职工的定期体检费、疗养费，以及工伤职工职业康复费用。由工伤保险经办机构提出费用支出计划，经统筹地区劳动和社会保障行政部门和财政部门审核同意，每年按工伤保险基金结余额的 10% 提取。对于该市等每年要靠全省统筹基金解决工伤待遇支付问题的地市来说，职业康复工作较难开展。因此，在有限基金资源的利用上，该市政府应审时度势，提前建立一套合理的地方性尘肺工伤职业康复费用管理条例或法规，并鼓励康复医院及残联协会多渠道引入资金，确保尘肺工伤职业康复费用得到落实。

2. 规范尘肺工伤职业病康复费用监督机制

工伤保险经办机构作为目前尘肺工伤职业病康复工作的执行者，在使用康复费用时，必须编制经费使用明细，采取报账制的方式开支尘肺职业病康复费用。人力资源和社会保障局、财政局定期对尘肺工伤职业病康复的费用使用情况、尘肺职业病康复的工作情况进行检查，审计局依法对尘肺工伤职业病康复费的使用情况进行审计，建立尘肺工伤职业病康复费的风险防范机制。确立明确的考核评价机制，要求工伤保险经办机构从职业培训、促进就业的有效性、尘肺工伤保险工作的具体指标落实等方面评价尘肺工伤职业病康复费使用效果，不断调整工作重心，完善工作措施。

3. 明确工伤职业病康复市场管理规范

在缓解医疗机构与康复机构间因抢夺病源而影响工伤职工全面康复的问题上，应加强立法，从文件政策的层面确定医疗机构与康复机构的相关职能。首先，按照湖南省劳动厅与卫生厅《关于湖南省职工工伤与职业病鉴定前医疗期试行标准》文件规定，落实相关工伤人员的医疗期限。对于医疗期结束的病人，需尽早将其转入康复机构进行工伤康复。对于拒不执行的医疗机构采取必要的处罚措施。同时要求康复机构开展积极的走访，发现符合康复条件的工伤职工应该与医疗机构及工伤保险经办机构取得联系，及时将其转入康复机构。其次，通过与医疗机构签订服务协议，规定工伤人员均次医疗费用，预防过度医疗的发生。并将"工伤职工病情基本稳定后尽早转入康复机构"写入与医疗机构的协议中，将其作为考核医疗机构工作执行情况的指标，对于执行不到位的医疗机构提出警告、处罚甚至是停止协议的履行。最后，吸收发展成熟的医疗机构内的康复科作为早期医疗康复的机构，使其能在工伤职工进行医疗救治的第一时间提供工伤康复的服务。同时加强这些康复科与专业康复机构之间的沟通与联系，双方开展合作，共同确保工伤职业病康复工作的开展。

（二）加大尘肺病防治投入力度

尘肺病防治工作是该市工伤职业病健康管理的重要组成部分。在尘肺患者不断增加的情况下，加大防治力度将是该市今后工作的重点。

1. 建立强制性尘肺病基金制度

对尘肺病患者提供治疗援助是企业的法定责任，而建立强制性尘肺病基金制度正是国家强化企业这一责任的有效方法。《职业病防治法》第三十六条第二款规定："劳动者享有获得职业病健康检查、职业病诊疗、康复等职业病防治服务。"第五十二条规定："职业病病人除依法享有工伤社会保险外，依照有关民事法律，尚有获得赔偿的权利，有权向用人单位提出赔偿要求。"只有建立强制性尘肺病基金制度，才能使企业的尘肺病治疗援助资金的筹集与支付具有可操作性、制度化和规范化，才能使每个企业都有专项资金来承担其相应的尘肺病治疗援助责任，才能保障尘肺病患者的合法权益。由于我国至今没有强制性的尘肺病治疗援助资金政策，所以尘肺病患者治疗、康复与赔偿的资金压力越来越大。该市的尘肺病患者中煤矿工人占了将近一半，在这方面历史欠账本就积累了不少，而按照我国煤炭行业的发展形势，如果不采取强制性措施，则前景将更加不乐观。同时，建立强制性尘肺病基金制度有利于促使企业树立职业健康意识和企业责任意识，加大尘肺病预防投入，降低尘肺病发病率。社会援助不能代替企业责任，尘肺病治疗慈善性捐赠不能代替国家强制性的尘肺病基金制度。现有的慈善性捐赠制度对尘肺病治疗康复成本项目核算没有政策性约束力，而且其资金筹集随机性大，总量较小，受益的尘肺病患者少，中小企业特别是乡镇企业尘肺病患者治疗援助几乎是一片空白。依照该市目前的情况，一是应尽快建立国家强制性尘肺病基金制度，明确企业缴纳基金的责任，规定基金的提取标准、使用范围和监督管理办法。二是根据当地经济发展水平，借鉴国内其他地区经验并结合该市中小企业尘肺病发病率高的实际情况，尘肺病基金提取标准可根据企业所属行业、企业规模、企业生产方式等确定，专户储存，专款专用，支付到人，政府监督。

2. 建立尘肺病社会救助基金

对煤矿尘肺病患者提供以大容量肺灌洗为主的公益性治疗，帮助他们延缓病情升级、延长寿命。开展"专项基金"计划，即充分运用财政部给予煤矿尘肺病治疗基金会免税的特殊政策，推动各地局（矿）出资为本单位的尘肺职业病防治工作建立起属于它们自己的"尘肺病治疗专项基金"，专项基金主要用于捐赠单位所属企业尘肺病患者的治疗康复等事宜，使部分煤矿企业的尘肺病患者陆续得到治疗。此外，还需要建立更加广泛的尘肺病社会救助基金，不能仅局限于煤矿行业，也不能仅局限于企业的正式职工，而要使这项救助惠及更多的无单位无保险的弱势农民工尘肺群体。通过调动各方面力量，多渠道、多形式广泛募集资金，建立尘肺病社会救助基金，扩大对尘肺病人的救助范围。

3. 加大粉尘防治研究力度

加大对粉尘防治基础研究的投入，提高研究的层次、加强研究的力量，寻求理论上的突破，突破有效降低呼吸性粉尘浓度的防治技术，这不仅是该市应重视的一个问题，同时也是湖南省乃至全国尘肺防治机构正在进行的一项重要工作。应开发粉尘浓度监测传感器和小型的测尘仪表及粉尘检测方法，开发现场可直接测出结果的直读式检测仪表，以提高粉尘检测水平和效率。制定出台一系列政策，鼓励存在粉尘危害的企业加大对粉尘防治工作研究的投入力度。粉尘防治的重点在企业，关键点也在企业，只有充分调动企业的积极性，使广大企业真正投入粉尘防治的工作中去，粉尘防治工作的被动局面才有可能得到根本的扭转。因而，该市应制定财税、技术保障等方面的鼓励政策，鼓励企业积极向粉尘防治方面投资。企业通过技术改进职工工作环境，不仅完善了尘肺病治疗体系，保护了职工的切身利益，也有利于企业长远可持续发展。近些年有企业开展了双肺同期大容量灌洗技术的实践和应用，缓解了尘肺病人的痛苦。但是仍然没有一种能够治愈尘肺病的治疗方案，因此要进一步加大对尘肺病治疗的投入力度，研究和开发一系列能够改善乃至治愈尘肺病的药物和方法，确实改善广大尘肺病人的生活质量。

（三）建立高素质高效能的现代化职业卫生监督机构和监督队伍

该市尘肺病防治经费投入严重不足，防治机构不健全，监管力量薄弱，检测设备落后，服务于作业现场的职业卫生技术人员比例较低，后备力量不足，人员总体素质低，工作场所有害物质检测技术还很落后，远远不能满足当前尘肺病防治工作的需要。因此，该市政府应当加大对尘肺病防治工作的支持力度，在经费投入上，建议财政部门对卫生监督机构实行全额拨款，并列支职业卫生专项经费以确保对尘肺病防治工作的投入。一方面，满足职业卫生监督机构工作所需的经费、车辆、器材，配备必要的职业卫生执法装备和职业卫生技术服务所需要的仪器设备，增加硬件投入以提高卫生监督执法的技术含量和行政效率；另一方面，要加强职业卫生监督执法队伍建设，增加人员编制，扩充执法队伍，从整体上提高监督执法队伍的素质、能力和服务水平，同时要积极探索尘肺病防治监督执法工作向乡镇（街道）延伸的具体办法和措施，确保职业卫生监督执法工作深入开展。另外，要按照职业卫生资源的合理配置原则，支持有条件的单位申请职业卫生技术服务和职业健康体检资质，以满足目前职业卫生监督工作的需要。

（四）加强对尘肺病防治的宣传培训

虽然有关劳动者的保护法规已有很多，如《职业病防治法》《安全生产法》《劳动法》等，但是并未引起劳动者的注意，劳动者仍缺乏这方面的知识。大量事实证明，在尘肺病危害较为严重的行业中，所雇用的劳动者多来自农村地区，这些劳动者文化素质普遍较低，缺少必要的安全卫生常识，更缺少自我保护的意识，这是尘肺病发生的原因之一。只有让劳动者了解了尘肺病防治的知识和与自己相关的权利、义务，才能在第一时间发现生产过程中存在的粉尘危害，并要求用人单位进行整改或给予相应的防护，或通过及时举报等方式来维护自己的合法权益。因此要采取多种形式，广泛开展尘肺病防治的社会宣传和培训活动，营造尘肺病防治社会氛围，提高尘肺病防治意识。加强宣传培训，要做到"三个面向"，即面向政府领导宣传，使领导知道尘肺病危害的严重性；面向企业领导宣传，增强企业领导的尘肺病防治意识，使其认真对待客观存在的粉尘危害因素，增设管理组织及制订预防控制措施，搞好岗前培训，明确自己的法律责任和义务，为劳动者提供良好的工作环境；面向产业工人宣传，普及防护知识，增强劳动者自我保护意识，最大限度地减少粉尘对劳动者健康的损害。要引起各级政府、相关部门、企业领导的重视，促使他们考虑经济发展的同时考虑到职业卫生的发展及人民的健康。可通过媒体、广告等公益宣传，增强社会对尘肺病的认识、了解，增强全民意识，使劳动者了解自己的权利、义务，懂得用法律来维护自己的生命安全和健康，实现全民的职业卫生监督。

总之，不断完善地方性法规并严格执行能为提高该市工伤康复水平提供制度保障。加大资金投入力度是确保尘肺工伤职业病康复顺利进行的前提条件，加强工伤康复职业队伍建设和健全职业康复评估体系是保证尘肺职业病康复的核心环节。最后，尘肺职工自身的职业安全意识提高和自我康复能力的增强也是促进尘肺工伤职业病健康管理完善的重要保障。

第六章 工伤职工生存质量与无障碍家居环境改造研究

——以湖南为例

"让每一位工伤职工有尊严的生活、有体面的工作",这是我国工伤康复事业发展的目标和任务,也是每位工伤职工渴求实现的美好生活愿望。但目前我国许多工伤职工,特别是中重度工伤职工,在接受工伤康复治疗重返家庭后,仍无法实现自理和自立。究其原因主要是针对工伤职工的无障碍宜居环境改造项目暂无操作规范和细则,导致许多工伤职工无障碍宜居设施设备缺失,带来了如厕难、出门难等诸多问题,给工伤职工及其家庭带来了沉重的负担,致使工伤职工在结束康复治疗后再度陷入绝望,对未来生活失去信心。

家庭是工伤职工日常生活的重要场所,良好的无障碍宜居环境不仅能提升工伤职工的生存质量,更是社会进步的重要标志。随着中国特色社会主义进入新时代,面对工伤职工日益增长的美好生活需求,无论从制度上还是实践中,全社会都需要为工伤职工提供更多的关爱和温情。因此,如何以《工伤保险条例》等相关政策为重要依据,以广大工伤职工的根本利益为立足点,结合当前中国发展实情,探索工伤职工特别是中重度工伤职工无障碍宜居环境改造,健全完善工伤康复体系,让文明在"无障碍"中延伸,让工伤职工"身残心不残",就成为亟待研究的重要议题。

一 工伤职工无障碍家居环境改造的战略意义

"衣、食、住、行"是人类生存的四大要素。随着社会的发展、科技的进步，人类对宜居环境的渴望程度日渐提升。无障碍改造的主要服务对象是弱势群体，工伤职工作为一类特殊的残疾人群，迫切需要无障碍家居环境改造，进而改善自身的生存质量。这不仅保障了弱势群体方便、安全、舒适的出行，也是一项促进社会和谐与提高城市文明程度的民生和爱心工程。

（一）是物质文明和精神文明的集中体现，是社会进步的重要标志

随着残障人士融入社会需求的不断增长、人口老龄化的加剧，以及人们对生活质量要求的不断提高，全社会对无障碍环境建设的要求日益迫切。工伤职工同属残疾人群，因而，关爱工伤职工，关爱弱势人群，构筑现代化、国际化的新型无障碍城市，构建平等、友爱、相互尊重的和谐社会氛围，就成为目前我国城市建设的重要目标。无障碍环境建设是残障人士、老人、妇幼、伤病等相对弱势人群充分参与社会生活的前提和基础，是方便他们日常生活的必要条件，是物质文明和精神文明的集中体现，从一个侧面反映了一个社会的文明进步水平。但目前无障碍环境改造暂未列入工伤基金范畴，导致许多工伤职工无障碍设施改造无章可循。因而，加快将工伤职工无障碍环境改造纳入工伤保险统筹范围，从细微中关注工伤职工日常家居生活，实现工伤职工从医院回归家庭、社会的无缝链接，更好地促使工伤职工更有尊严地生活，是社会关心关爱困难群众，体现社会主义制度优越性的重要途径。

（二）是改善工伤职工生活质量，切实维护工伤职工合法权益的重要手段

家庭是工伤职工生活的重要场所，直接关系到工伤职工的日常生活。工伤职工的社会参与能力和竞争能力都处于劣势，一些重度工伤职工在接受工伤康复治疗后，由于家庭没有坡道、扶手等无障碍设

施，以及坐便器、浴凳等无障碍用品，生活极为不便，严重制约了工伤职工参与社会生活。《工伤保险条例》的颁布已最大限度地维护了劳动者的合法权益，但随着经济发展和社会进步，人民群众对美好生活需求的向往，工伤职工对工伤保险的要求也不断提高。

新时代提出新课题，新变化呼唤新作为。工伤保险要保持与时俱进，不仅要关注工伤职工身体功能恢复，更要注重工伤职工心理健康、个人尊严、社会价值的保护和实现。加强 1～4 级工伤职工无障碍家居环境改造，通过对入户门厅通道的改造，厨房、卫生间、其他活动区域等的改造及辅助器具的适配等，进一步改善工伤职工日常家居生活环境，切实解决工伤职工如厕难、出门难、生活自理难等问题，真正让工伤职工"心灵无障碍，道路有通途"。因而，推进工伤职工特别是 1～4 级工伤职工家庭无障碍改造工作，不仅关系到工伤职工生活状态的改善，也关系到工伤职工权利的实现。

（三）是工伤保险制度又一次开创性的尝试和探索

2004 年颁布的《工伤保险条例》为降低工伤事故的发生、维护工伤职工的基本权利提供了重要保障。但目前，我国工伤保险制度对工伤职工的补偿采取"低水平、保基本"的原则；同时，由于相关法律法规不完善，如对于工伤职工无障碍家居环境改造暂未纳入工伤保险制度，亦未明确工伤保险基金对于无障碍家居环境的支付等，许多工伤职工特别是中重度工伤职工，在接受康复治疗重返家庭后，仍无法实现自理、自立，增加了家庭负担。

虽然目前我国工伤保险基金支付中暂未将工伤职工无障碍家居环境改造纳入支付项目，但是我国出台的《工伤保险条例》《工伤康复服务项目（试行）》《工伤康复服务规范（试行）》等法规文件，都明确在工伤康复的职业社会康复服务项目类别中，可包括对工伤职工进行家居环境改造、环境适应训练及社会环境适应干预等服务，为进一步开展工伤职工无障碍家居环境改造提供了政策依据。因此，加快工伤职工无障碍家居环境改造，既是推动各地工伤保险拾遗补阙、填补"保障空白"抑或"保障不足"的改革，能体现工伤保险制度的"公平性原则"，更是符合当前改革趋势和政府执政理念的开创性尝试和探索。

（四）是促进社会和谐稳定，避免群体性事件发生的重要保障

加强工伤职工无障碍家居环境改造，有利于化解劳资双方的矛盾，促进社会和谐。通过强化工伤职工无障碍家居环境改造，鼓励和引导企业参与改造资金筹集、改造项目建设等过程，化解了职工的疑虑，避免了职工因疑虑而与企业产生纠纷；同时在工伤事故发生后，企业更多地是以人道的关怀来帮助职工，能有效消除劳资双方的对立，促进社会的和谐。

加强工伤职工无障碍家居环境改造，能够有效回应工伤职工日常家居生活的利益诉求，从而有利于社会和谐。相对于工伤职工与企业双方进行协商解决，工伤保险能通过有效的制度安排规范工伤职工无障碍环境改造的运营模式、公开化改造支付体系等，可以有效帮助工伤职工释放心理积怨，重新提高自信，寻找生活目标，维护了职工的利益，促进了社会和谐，避免群体性事件的发生。

加强工伤职工无障碍家居环境改造，能够在一定程度上缓解部分地区工伤职工的经济压力，促进社会和谐。随着工伤职工无障碍家居改造逐步被纳入工伤康复服务范畴，并通过制度的形式确立下来，无论市统筹还是省统筹都能够有效集中保险基金，通过地区之间的调剂帮助缓解工伤职工开展必要的无障碍环境改造的资金紧张局面，缓解工伤职工、用人单位、工伤康复协议机构、工伤保险管理部门等各方面的压力。

二　湖南工伤职工生活质量及无障碍家居环境改造现状

每个公民都有权共享社会进步的成果，得到社会的尊重和认可。而工伤职工，作为社会中的一类特殊群体，更加迫切希望能像正常人一样参与家庭劳动和社会工作，重新得到全社会的肯定和尊重。政府和社会理应给予工伤职工更多的帮助和关爱，保障他们的正当权利，这不仅是人文关怀的重要体现，更是一个社会文明的突出表现。但目前许多工伤职工在接受康复治疗重返家庭后，仍无法实现自理、自立，让这一基本权利成为"水中花、镜中月"。

（一）湖南工伤职工生活质量及无障碍家居环境改造需求

为深入了解湖南工伤职工生活质量状况，本研究开展了一系列关于"工伤职工生活质量与无障碍家居环境改造"的问卷调查。本次调查采取集中调研的方式，调研单位为湖南唯一的工伤康复试点机构——湖南省工伤康复中心，调研对象为参保的湖南工伤职工，且伤残等级为 1～4 级，问卷数量为 120 份①。调查结论表明湖南中重度工伤职工生活质量及无障碍家居环境改造需求呈现以下几个特点。

1. 中重度工伤职工总量占比不大，有强烈的无障碍家居环境改造愿望

2014 年 9 月，人力资源和社会保障部发布最新《劳动能力鉴定职工工伤与职业病致残等级（GB/T16180 - 2014）》，该标准根据器官损伤、功能障碍及其对医疗与日常生活护理的依赖程度四个方面，进一步将工伤、职业病致残等级分解为 5 个门类 10 个等级共 530 个伤残条

---

① 通常问卷调查采取大样本数据统计方式，由于湖南 1～4 级工伤职工累计 3044 人，考虑数据的可得性，本次调研只集中选取 120 份。

目。其中1~4级工伤职工属于重度伤残，其全部丧失劳动能力，存在特殊医疗依赖，生活完全或部分不能自理。有关数据显示，截至2013年末湖南享受工伤保险待遇人数为81892人，其中享受工亡待遇人数（含供养亲属人数）为9604人，占全部享受工伤保险待遇人数比重为11.73%；1~4级享受伤残待遇的工伤职工累计为3044人，占全部享受工伤保险待遇人数比重不足4%，为3.72%。由此可知，需要进行无障碍家居环境改造的重度工伤职工人口总量占比不大。

另外，1~4级工伤职工的家庭生活状况不容乐观。许多重症工伤职工通过康复机构的康复治疗，能借助假肢、轮椅等辅助器具，独立完成起坐、如厕、洗浴、外出、辅助锻炼等，重新找到生活的乐趣。但一旦重返家庭后，由于无障碍家居环境的缺失，其日常生活重新需要专人护理照顾，成为家庭的沉重负担。因此，这部分重症工伤职工特别是贫困重症工伤职工，有强烈的无障碍家居环境改造的现实愿望，调查结论也印证有71.3%的工伤职工希望进行无障碍家居环境改造，而重症工伤职工希望进行无障碍家居环境改造的比重达92.6%，愿望更为强烈。

2. 如厕、出行成为中重度工伤职工日常生活面临的最突出难题

回归家庭、回归社会、重返岗位才是工伤职工康复的最终目标，工伤康复从工程技术上为工伤职工走向社会架起一座"桥梁"，然而现实中仍存在诸多困难。近年来，湖南人社部门根据国家相关政策，协调落实了工伤职工的工伤赔偿并积极开展工伤康复工作，取得了卓有成效的成绩。但目前无障碍家居、社会环境的缺失，却让工伤职工重返家庭、重返社会步履维艰，其中如厕、出行成为1~4级工伤职工在家居生活中面临的最突出的难题。

据调查发现，工伤职工普遍面临家居及外出环境中无障碍设施设备的缺失问题，导致其生活质量受到较大影响。而影响工伤职工日常生活质量的问题排序依次为：如厕难、出行难、洗浴难、做饭难、辅

助锻炼难等；若对其家居环境进行无障碍改造，希望改造的项目的迫切程度排序依次为：卫生间改造（涉及蹲便器改坐便器、加装安全抓杆、地面防滑处理等）、门户及通道改造（涉及门与通道扩宽、台阶改坡道、地面平整改造等）、洗浴改造（洗漱台降低高度、加装安全扶手、地面防滑不积水处理、加装呼叫按钮等）、厨房改造（涉及通道扩宽、厨房操作台降低高度、插座改造等），同时希望提供辅助器具等。

3. 中重度工伤职工愿意承担部分无障碍家居环境改造费用

资金是工伤职工无障碍家居环境改造顺利实施的重要保障。近年来在党中央和各级政府的关心和指导下，地方财政、残联、民政、社区（街道）等多部门联合，以残疾人需求为导向，按照"以人为本、注重实效、统筹规划、分批实施"的工作思路，积极为残疾人、贫困老人等弱势群体开展无障碍家居环境基本改造，改造后的群众家庭生活质量得到很大程度的改善。

然而目前，现行工伤保险制度暂未明确工伤职工无障碍家居环境改造的支付项目和金额，无法直接使用工伤保险基金对工伤职工无障碍家居环境改造费用进行支付。倘若中重度工伤职工需要进行无障碍家居环境改造，则只能由残联、民政等部门管理，或由工伤职工自行承担改造费用。绝大多数工伤职工愿意承担部分无障碍家居环境改造费用。据调查发现，71.8%的1～4级工伤职工愿意承担无障碍家居环境改造费用。同时若进行家居环境改造，82.9%的工伤职工愿意承担的自费额度为500元，14.7%的工伤职工愿意承担的自费额度为500～1500元，2.4%的工伤职工愿意承担1500～5000元的改造资金。

（二）湖南工伤职工无障碍家居环境改造取得的成绩

2007年，在原劳动保障部颁布的《关于加强工伤康复试点工作的指导意见》指引下，湖南拉开了工伤康复工作的序幕。随后制定了《工伤康复诊疗规范（试行）》《工伤康复服务项目（试行）》，为工伤康复试点机构、工伤保险行政管理部门等开展工伤康复服务工作提供了重要依据。近年来，湖南积极落实了工伤康复相关政策，开展了大量试点实践，取得了良好的成绩，为湖南进一步开展工伤职工无障碍家居环境改造奠定了坚实的基础。

1. 制定法规文件，提供了政策依据

虽然目前《工伤保险条例》等文件暂未明文确立对工伤职工开展无障碍家居环境改造项目，但目前已有相关法规文件提供了对工伤职工等残疾人开展家庭无障碍改造的实施办法，这为湖南深入开展 1～4 级工伤职工无障碍家居环境改造项目提供了政策依据。《工伤保险条例》第一条，明确工伤保险制度设立的目的是"保障因工作遭受事故伤害或者患职业病的职工获得医疗救治和经济补偿，促进工伤预防和职业康复"；2013 年人社部印发《工伤康复服务项目（试行）》和《工伤康复服务规范（试行）》，明确职业社会康复服务的项目类别中包括对工伤职工进行家居环境改造、环境适应训练及社会环境适应干预等服务；2014 年湖南省政府办公厅出台了《湖南省重度残疾人护理补贴制度实施办法》，明确对具有湖南户籍、持有二代残疾证且残疾等级为 1～2 级的重度残疾人护理补贴最低每人每月 50 元；2014 年 5 月湖南省残联发布《湖南省贫困残疾人家庭无障碍改造资金管理办法》明确了无障碍改造项目内容、资金使用及监管方式等。

2. 落实相关工作，积累了实践经验

湖南省委省政府历来都高度重视残疾人工作，不但健全和完善了残疾人家庭无障碍改造相关法律法规，也切实落实了残疾人家庭无障碍改造相关工作，积累了大量实践经验。如 2013 年湖南长沙开福区财政局加大残疾人事业经费保障力度，开展"无障碍进家庭"工作。为帮助残疾人改善生活环境，提高生活质量，方便其参与社会生活，对辖区内 54 户生活困难的残疾人进行家庭无障碍改造，并投入资金 30 万元开展了无障碍进社区工作的试点。2014 年 5 月，湖南省政府继续将贫困残疾人救助工程纳入省里面的为民办实事的项目，给贫困残疾人带来更多的优惠政策和更好的保障。重点实施了"贫困残疾人救助工程"项目，项目包括两个方面的内容："康复救助工程"和贫困残疾人家庭无障碍改造。目前湖南省已连续几年将贫困残疾人家庭无障碍改造工作列入省政府绩效考核范围，决定 2013～2015 年每年安排 150 万元专项资金用于开展贫困残疾人家庭无障碍改造工作等。

3. 结余逐年增多，保障了资金供给

目前，湖南工伤保险基金结余逐年增多，为切实提高工伤职工生活质量，实施中重度工伤职工无障碍家居环境改造，奠定了良好的资金基础。截至 2013 年 11 月末，湖南工伤保险基金收入达 32.63 亿元，年均增幅 38.02%，其中征缴收入为 24.09 亿元；工伤保险基金支出 25.86 亿元，占全部收入的 79.25%；至 2013 年 11 月工伤保险基金已年度结余 6.77 亿元，年均增幅 83.26%，累计结余 35.72 亿元。各项指标较 2010 年均有较大幅度增长。而 2010 年末，湖南工伤保险基金收入 13.95 亿元，仅为 2013 年 11 月的 43%，其中征缴收入为 9.63 亿元，仅为 2013 年 11 月的 40%；工伤保险基金支出 11.68 亿元，占全部收入的 83.73%。2010 年全年工伤保险基金结余 2.27 亿元，仅为 2013 年 11 月的 1/3；累计结余 14.05 亿元，不足 2013 年 11 月末的 40%。

表 6 - 1　2010 年至 2013 年 11 月湖南工伤基金收支情况

单位：万元，%

		2010 年	2011 年	2012 年	2013 年 11 月末	年均增幅
基金总收入		139476	271857	301001	326328	38.02
基金总支出		116806	188458	235475	258618	32.04
基金结余	年度结余	22670	83400	65526	67710	83.26
	累计结余	140543	223943	289468	357175	37.33

资料来源：根据湖南历年人力资源与社会保障厅年度工作总结及内部统计数据整理计算而来。

（三）湖南工伤职工无障碍家居环境改造存在的问题

无障碍家居环境建设是现代文明进步的重要标志，体现了现代社会对残疾人、老年人、妇女儿童等弱势群体平等和发展问题的重视程度。"平等"的含义不仅是消除歧视，更是给予弱势群体同等的生活条件。虽然湖南在工伤保险方面做了许多工作，但工伤职工特别是中重度工伤职工无障碍家居环境改造建设方面还存在许多问题和不足。

1. 政策难题：缺乏具体的改造实施细则，项目开展无章可循

立法是实践行动的政策依据和制度保障。然而，目前缺乏制度障碍是开展工伤职工无障碍家居环境改造面临的最大问题。2013 年湖南人社部门依据相关文件相继制定了《湖南省工伤康复诊疗规范（试行）》和《湖南省工伤康复服务项目结算标准（试行）》，为湖南开展工伤康复试点工作提供了业务指南和工作规程。虽然相关文件规定职业社会康复服务的项目类别中包括对工伤职工进行家居环境改造、环境适应训练及社会环境适应干预等服务，但无障碍改造项目的改造对象、改造内容、改造费用及相关标准等缺乏明确的实施细则，面临无障碍改造项目无章可循的政策难题。

2. 资金难题：缺乏明确的资金供给渠道，改造经费受到极大限制

对于工伤职工而言，工伤康复实际上是一种非直接现金补偿的工伤待遇，这些康复服务费用和成本由工伤保险基金支付。而无障碍家居环境改造属于职业社会康复服务的项目类别，其费用本应从工伤保险基金中扣除，但目前实施的《工伤康复服务项目（试行）》和《工伤康复服务规范（试行）》中，尚未明确将工伤职工的无障碍家居环境改造项目列入工伤保险基金的支付范围，极大地限制了工伤职工无障碍家居环境改造的步伐。另外，为保障工伤职工权益，根据《工伤保险条例》，用人单位本应在工伤事故发生后，按规定积极配合工伤保险机构提高工伤职工自理能力，改善工伤职工日常工作和生活环

境等，并承担相应的责任与费用。但实践中绝大多数用人单位出于自身盈利考虑，往往不会主动承担甚至拒绝承担工伤职工无障碍家居环境的改造费用。

3. 标准难题：缺乏统一的改造建设标准，工程质量难以保证

我国尚未建立起系统的无障碍施工改造标准、审批监督等制度，违反强制性标准的现象也屡有发生等。一方面，缺乏法律约束，虽然中央和各级政府发布过若干规定、通知、实施方法，但始终只有宏观性的法律条文而没有微观性的、便于操作的实施细则；同时一些建设方不按设计图施工，在无障碍环境设计、施工和验收中没有严格把关，致使无障碍环境建设难以有效推行。另一方面实施和维护不到位，由于缺乏无障碍环境配套建设的监督和维护的执行办法与奖惩法律依据，有的无障碍设施管理不到位，被侵占或者改作他用，有的施工单位在施工后没有将被破坏了的无障碍环境恢复原样等。许多城市建设的无障碍设施，并没有发挥出应有的作用，如不少盲道上停放着自行车或汽车；还有许多与残疾人日常生活紧密相关的无障碍环境也没有得到完善，如过街语音提示器、公交车外语音报线、站名与方向的语音播报等。

三 无障碍家居环境改造的国内外经验和启示

一个具有"无障碍化环境"的城市不仅能方便所有人的生活，提升整个城市的生活品质，也从一个侧面反映了国家和地区的文明进步水平。国外用几十年、上百年的经济建设发展带动了无障碍环境建设，取得了较好的成效。近年来，我国很多省份和地区也十分重视无障碍环境建设，探索出了很多具有中国特色和地方特点的发展模式，为加快推进湖南中重度工伤职工无障碍家居环境改造提供了丰富的实践经验和现实指导。

（一）各国行动

目前全世界残疾人口总数约为 6 亿人，占总人口比重为 10%。早在 20 世纪 30 年代初，瑞典、丹麦等国就建有专供残疾人使用的设施。1961 年，美国制定了世界上第一个《无障碍标准》。目前，英国、加拿大、日本等国家和地区越来越注重保障残疾人的权益，纷纷加快建设无障碍环境。国外无障碍环境建设的快速发展，主要表现在以下三个方面。

1. 政策大力支持，健全法规标准

早在 1959 年欧洲议会就通过了"方便残疾人使用的公共建筑的设计与建设的决议"，标志着"无障碍"概念开始形成。1961 年美国制定了世界上第一个《无障碍标准》。1963 年挪威奥斯陆会议上，瑞典提出"尽最大的可能保障残疾者正常生活的条件"，并在 1959 年颁布了方便残疾人的住宅建设规定。到 1969 年各国以建筑标准补充条件的形式将其具体化。1970 年英国颁布了《慢性病患者及残疾人保障法》，还有众多国家如德国、加拿大、法国、波兰、荷兰等许多西方国家也制订了类似的规范。目前，已有 100 多个国家和地区制订了有关残疾人的法律和无障碍技术法规与技术标准。

2. 延伸改造内涵，加强家居"无障碍化"

各国政府在进行无障碍环境建设与改造的同时，不断探索并延伸其内涵，强调在住宅中也要实行"无障碍化"。残疾人住宅政策，始于欧洲社会对"住宅问题是一个重要的社会问题"的共同认识，随后得到急速发展。瑞典、丹麦、英国、美国等先后兴建了残疾人集合住宅，即专门供残疾人使用的服务公寓。目前，无障碍居住空间大体可以分为以下两大类：第一类是方便行动住宅。主要针对借助拐杖等工具能走路的残疾人。方便行动住宅中 50%～75% 的轮椅使用者，以及 90%以上的残疾人都能方便地生活。第二类是轮椅住宅。主要针对不能离开轮椅的人。英国现已制订此类住宅的面积标准和设计指南。

3. 加大政府补贴，保障资金供给

国外发达国家十分重视残疾人福利，对于残疾人的无障碍环境改造提供特别的社会保障。瑞典在 1999 年推出了无障碍通行 10 年计划，开始提供针对残疾人住宅的国库补助，各市政府和残疾人团体通过构建协助体制，交流知识和实际情况，提出了推进无障碍通行的行动计划。英国对残疾人的保障主要通过国民保险、国民医疗保健服务、社会救济、社会福利的相关条文来体现，尤其是社会福利的主要条款，专门列出了对残疾人予以特别保护的条款，内容包括：残疾人福利如残疾生活津贴、交通津贴、护理津贴；国家保险计划如待业福利、寻找工作津贴、退休金、产假津贴、失业配偶津贴；平均检测福利如收入支持津贴、房租津贴、人头税减免等。

（二）中国实践

目前，我国无障碍环境建设虽然还未达到国际无障碍环境建设的成熟度，但经过近年的发展，我国许多地区公共场合已经有不少无障碍设施投入使用，如城市道路盲道的改建、各大公共建筑中轮椅坡道与扶手等的设置。但无障碍家居环境改造这一理念尚未在残疾人家庭中普及。家是人们接触频率最高的休憩空间，当家庭成员中有残疾人时，人性化的"无障碍设计"理念就更具重要性。

台湾、香港地区在残疾人无障碍服务方面发展较早。经过数十年的发展，台湾的无障碍环境建设已经发展得十分成熟，并逐步形成了政府主导、民间承办、社会参与的残疾人运作机制。民间还成立了无障碍协会，并提出"有爱无碍、平等自在"的发展口号。香港民间组织扶康会也致力于残疾人服务工作，根据残疾人自身特点，以能够走出家庭自强自立为目标，开展了细致周到的残疾人服务工作。香港扶康会智障人士服务中心面积达一万多平方米，从残疾人吃、住、劳动、娱乐等方面出发，把中心分为活动区、康复训练区、庇护工厂及娱乐区等，同时针对残疾人开展家居环境改造，丰富服务内容，延伸服务触角。

近年来内地也逐步为残疾人、老年人等开展无障碍环境改造。1985 年 3 月在"残疾人与社会环境研讨会"上，中国残疾人福利基金会、北京市残疾人协会、北京市建筑设计院联合发出了"为残疾人创造便利的生活环境"的倡议。北京市政府决定将西单至西四等四条街道作为无障碍环境改造试点。1985 年 4 月，在全国人大六届三次会议和全国政协六届三次会议上，部分人大代表、政协委员提出"在建筑设计规范和市政设计规范中考虑残疾人需要的特殊设置"的建议和提案。1986 年 7 月，建设部、民政部、中国残疾人福利基金会共同编制了我国第一部《方便残疾人使用的城市道路和建筑物设计规范（试行）》，于 1989 年 4 月 1 日颁布实施。

多年来，随着经济发展和社会进步，我国的无障碍设施建设取得了一定的成绩，北京、上海、天津、广州、深圳、沈阳、青岛等大中城市尤为突出。在城市道路中，为方便盲人行走修建了盲道，为方便乘轮椅残疾人修建了缘石坡道。建筑物方面，在大型公共建筑中修建了许多方便乘轮椅残疾人和老年人从室外进入室内的坡道，以及方便他们使用的无障碍设施（楼梯、电梯、电话、洗手间、扶手、轮椅位、客房等）。但总的来看，设计规范没有得到较好执行。与残疾人的需求及发达国家和地区的情况相比，我国的无障碍设施建设还较为落后，有较大差距。

（三）湖南启示

目前我国已基本建立工伤保险制度，但工伤康复尚处于摸索和起步阶段。湖南作为首批确立试点工伤康复的省份，积极推行工伤康复的各项综合试点工作。在借鉴国内外无障碍家居环境改造丰富的实践经验的同时，湖南在试点工伤职工无障碍环境改造方面形成以下四个方面的启示。

一是观念到位。在联合国《残疾人权利公约》已经实施有十多年的今天，无障碍这个词很多人听说过，很多城市在积极倡导。但事实上，现实的问题还是很多，不仅表现在制度上的空缺，执行上的无为，更表现在观念上的无力。许多公共场所虽然设置了盲道、坡道等无障碍设施，但很多细节上存在不便利、不规范之处，致使无障碍设施形同虚设。而对于工伤职工的无障碍家居环境改造，公众更是缺乏观念上的认知，普遍认为没必要。而事实上，工伤职工无障碍环境建设，并非简单的无障碍改造，而是帮助工伤职工融入社会，最终实现工伤职工"三大回归"的重要渠道。因此，全社会上至各级政府、下至普通民众，应把为残疾人、老年人等弱势群体，特别是中重度贫困工伤职工的无障碍环境建设，作为促进社会平等公正的重要途径，共同推动"心灵无障碍"。

二是政策支持。制度安排是行动实践的重要保障。虽然我国制定了《残疾人保障法》、《工伤保险条例》、《工伤康复服务项目（试行）》和《工伤康复服务规范（试行）》等法规文件，明确工伤康复的职业社会康复服务项目类别中，可包括对工伤职工进行家居环境改造、环境适应训练及社会环境适应干预等服务。但目前《工伤保险条例》等文件未确立对工伤职工开展无障碍家居环境改造的具体项目、施工标准、资金支付渠道和形式，严重地阻碍了工伤职工无障碍家居环境改造的进程。因此，加快工伤职工无障碍环境改造需要政策的有力支持。一方面应尽快出台加快工伤职工无障碍环境建设和改造的政策法规及相关行业标准，另一方面不断加大政府资金投入力度，为无障碍环境建设提供资金保障。

三是多部门协调。无障碍环境的建设和改造往往涉及多个部门的职能和业务，需求部门间的协调安排。这不仅包括工伤康复服务机构为工伤职工因人而定的无障碍环境设计与辅助器具的适配，涉及工伤基金、财政等多渠道资金的筹集使用与监督，还涉及因地制宜的具体无障碍环境的设计改造与施工等多部门工作业务。工作中任意部门或环节的脱节，都会大大降低这一民生工程的功效。加快工伤职工无障碍家居环境改造，应加强部门沟通和衔接，应由人社部门组织牵头，并联合残联、财政、民政等多部门共同参与完成，让这项民生和爱心工程真正落到实处。

四是采用政府采购和招投标等多种形式。发源于欧美发达国家的政府采购制度，目前已成为我国规范公共机构采购行为的一项重要管理制度。科学、合理的政府采购不仅有利于社会资源的充分利用，还有利于提高财政资金的使用效果，因而是财政支出管理的一个重要环节。政府作为工伤职工无障碍家居环境改造的重要主体，在无障碍家居环境改造中的辅助器具适配和施工的过程中，以及对改造施工单位的确定，采取政府集中购买方式进行，能建立起公平的市场竞争环境，以确保无障碍环境改造的顺利实施。

专栏 6 –1　基于脊髓损伤项目试点的工伤职工无障碍家居环境改造个案分析

改造对象：姚××，男，42 岁，湖南益阳市赫山区新市渡镇人，已婚，育有两女，父母、妻子均务农。2011 年 11 月 21 日在益阳某建筑工地打工时，被高空落下的预制板砸伤脊椎。在湖南省工伤康复中心接受专业康复治疗后，2012 年 12 月 7 日被劳动能力鉴定委员会鉴定为二级伤残。在接受康复治疗重返家庭后，基本丧失劳动能力，只能使用轮椅代步，居家面临如厕难、出门难等生活困难，需要专人看护。

改造项目：2013 年，益阳市工伤保险管理部门结合姚××个案，首次开展了"基于脊髓损伤项目试点的工伤职工无障碍家居环境改造"。改造项目先行先试，立足于满足工伤职工最基本、最迫切、最适宜的无障碍家居环境改造需求。就改造资金而言，不纯粹依靠工伤保险基金，而要多渠道拓展资金来源，比如财政补助、残联基金、单位、个人、企业、社区等。就项目施工而言，由市工伤保险管理部门与湖南省工伤康复中心联合组织进行项目跟进、康复指导和施工监督。项目完成后，组织双方与工伤职工及其家属联合进行验收，并定期回访，切实解决了姚××回归家庭后的如厕难、出行难、生活自理难等现实困难。

改造内容：姚××无障碍家居改造从 2013 年 11 月开始，到 2014 年 1 月结束，历时 60 天。经过多次实地评估测量，制订了详细的改造方案，按照相关无障碍建设标准开展了有效的实地改造，最终取得了患者、医院、管理机构都满意的良好效果。改造内容主要包括房屋前坪及斜坡改造、门的改造及开关、插座、线路改造，室内家居布局改造、浴室卫生间改造、辅助用具配置等。

改造效果：经过无障碍家居环境改造，姚××在家可以乘坐轮椅自由通行、走出户外、简单进行康复锻炼等，身体机能逐步得到恢复和提高，慢慢开始敞开心扉，走出家门融入当地农村，性格也逐步变得开朗、自信。在此过程中，其家人也减少了对他的家庭陪护，得以利用空闲时间开展"副业"，增加家庭收入，减轻了家庭负担。

益阳市工伤保险管理部门开展的"基于脊髓损伤项目试点的工伤职工无障碍家居环境改造"，符合《残疾人保障法》关于"国家和社会逐步创造良好的环境，改善残疾人参与社会的生活条件"，以及"逐步实行方便残疾人的城市道路和建筑物设计规范，采取无障碍设施"的基本要求，既体现了政府人文关怀，更是我国工伤保险制度的又一次成功的探索和尝试，切实地满足了工伤职工最迫切的"回归家庭"的需求。

四 湖南工伤职工无障碍家居环境
改造的总体思路和改造重点

无障碍环境建设水平是衡量一个国家和地区物质文明和精神文明的重要标志。加快湖南工伤职工无障碍家居环境改造，切实解决工伤职工如厕难、出门难等生活自理难问题，不仅能够体现相关部门对工伤职工的细微关怀和照顾，更是体现社会主义制度优越性的重要途径。

（一）总体思路

坚持以人民为中心、构建和谐社会的基本要求，以改善工伤职工，特别是中重度贫困工伤职工家居生活环境，提高工伤职工生活质量为目标。采取政府主导、部门协调、社会广泛参与的方式，在兼顾公平性和个体差异的基础上，按照"基本改造全统筹、额外改造共承担"的原则，通过调整工伤职工生活方式、辅助器具适配、家居环境改造等，为工伤残疾职工提供便捷、舒适、安全的家居生活环境，推动工伤职工更好地重返家庭、社会、岗位。

（二）基本原则

工伤职工无障碍家居环境改造是一个系统工程，为满足工伤职工特别是中重度贫困工伤职工无障碍改造需求，在改造设计时应始终坚持和把握以下三项原则。

1. 个人需求原则，注重"公平尊重和个性差异"相结合

工伤职工无障碍家居环境改造要坚持以人民为中心的发展理念，充分体现对工伤职工的公平、尊重和关怀，优先安排贫困、失能等特殊困难工伤职工家庭的无障碍家居环境改造。同时还应综合考虑工伤

职工的伤残类型、家居构造等需求情况，实行"量体裁衣"式地个性化服务。

2. 保障基本原则，注重"基本改造全统筹与额外改造共承担"相结合

工伤职工无障碍家居环境改造作为一项基本民生工程和工伤保险制度，主要是要满足工伤职工最基本、最迫切、最适宜的无障碍改造需求。改造费用采用统筹和自筹方式，结合工伤职工的障碍类型，采取基本改造项目由工伤保险基金全额支付，基本改造之外的项目由单位、社区、个人等渠道共同承担的方式。

3. 渠道多元原则，注重"政府主导与社会参与"相结合

工伤职工无障碍家居环境改造坚持政府主导、部门协调、社会广泛参与方式，探索建立部门联动机制，不断完善强制性法律法规，建立激励机制，营造舆论氛围。同时对于无障碍改造资金，应大力引导企业、社会组织通过捐赠、公益创投等多种方式共同筹集。

（三）改造重点

按照湖南工伤职工无障碍家居环境改造的总体思路和基本原则，结合湖南工伤实际情况，应重点把握改造对象、改造内容、改造标准和改造流程等。

1. 改造对象

并非所有的工伤职工都需要进行无障碍家居环境改造且符合无障碍家居环境改造要求，湖南工伤职工无障碍家居环境改造采取"优先重点、逐级扩大"的模式，对满足基本条件的工伤职工，根据个人申请分阶段、分步骤进行改造。

（1）基本条件：经工伤部门认定为工伤且在湖南缴纳工伤保险的职工。

（2）优先重点、逐级扩大：优先安排 1~2 级贫困、失能等困难工伤职工家庭的无障碍改造；逐级扩大存在无障碍环境改造合理需求

的中度伤残等级工伤职工家庭范围（如视力残疾、听力残疾、肢体残疾等工伤职工家庭）。

2. 改造内容

湖南工伤职工无障碍家居的改造内容，主要涉及家居活动环境和家居建筑环境两个方面。改造中应重点考量工伤职工自身的身体功能和日常需要的环境空间等，以实现无障碍、方便使用住宅中的设施为标准，把握好可及性、安全性、舒适度，提升独立生活功能，避免二次伤害等。

（1）无障碍改造内容包括基本类改造、改善类改造。基本类改造主要是满足工伤职工最基本、最迫切、最适宜的无障碍改造需求，由工伤保险基金全额支付；改善类改造结合了工伤职工的个性化特征，改造经费可由单位、社区、个人等共同承担。

（2）无障碍改造内容包括设施设备改造、辅助器械配备。第一是调整工伤职工生活方式，第二是为乘移辅具构造顺畅的空间或通路，第三是辅助器具产品的协助使用，第四是建筑结构的改造。

（3）无障碍改造内容主要涉及四个方面：一是作业活动的调整。二是物件的改造如物品放到容易拿到的地方、厕所安装扶手等。三是辅助器具的使用。四是家居环境物理结构的改造，包括非房屋结构的改造，如腾出空间方便日常生活；房屋结构的改造，如墙壁、地板、过道、楼梯的改造等。

具体改造项目涉及在卫生间进行的洗手盆低位改造，蹲便器改坐便器，安装洗手盆扶手、坐便器扶手、淋浴扶手抓杆，安装拨杆式或单阀式水龙头，地面防滑改造，设置呼叫铃等；在厨房内进行的灶台水池低位改造、设置呼叫铃、安装拨杆式或单阀式水龙头、天然气泄漏报警器等户内改造；在起居活动区间内的开关、插座、线路改造等；还包括肢体及视力残疾人出入楼院台阶改坡道或设置轮椅斜坡板、楼梯过道加设扶手、院内地面平整硬化、铺设提示盲道等楼院出入改造等。

3. 改造标准

为保证工程质量、避免项目改造流于形式，真正把工伤职工无障碍家居环境改造落到实处，构建一整套完善的改造标准体系必须摆在首位。目前我国尚未制定针对工伤职工的无障碍家居环境改造标准，但在实际操作中，可参考残联辅助器具配置目录、无障碍设计规范等相关标准，规范和引导湖南工伤职工无障碍家居环境改造项目的有效实施。

（1）制定"工伤职工无障碍家居环境改造费用标准目录"，明确纳入工伤基本改造的项目范畴，统筹项目费用基准及范围，对额外改造各方承担费用的比例及范围，以及环境评估、设备改造等其他项目费用细目等。

（2）依据《中华人民共和国国家标准——无障碍设计规范》（GB50763－2012）相关标准等，针对性地制定"工伤职工无障碍家居设施设备改造项目标准"，明确和规范无障碍项目改造的建设标准和内容，如卫生间改造、通道改造、作业活动调整等。

（3）依据中国残联《残疾人辅助器具基本配置目录》等相关文件，针对性地制定"工伤职工辅助器具配备标准目录"，明确工伤职工辅助器具适配范围与标准，如机械性、物理性、化学性损伤所致的视力残疾、听力残疾、肢体残疾等不同类别工伤职工的辅助器具适配范围和标准。

4. 改造流程

规范化的改造和管理是确保工伤职工无障碍家居环境改造顺利推进的重要保障。有效推动工伤职工无障碍家居环境改造大致包括以下三个流程。

（1）改造前期工程。无障碍家居环境改造的前期工程应包括确定改造对象、入户环境评估、确定改造方案。一是根据工伤职工无障碍家居环境改造项目实施方案要求，由工伤职工提出申请，上报相关部门审核和审批，由相关部门确定改造对象。筛选确定无障碍改造户，并在各街道（社区）进行张榜公示，接受社会监督。二是入户环境评估，准确掌握工伤职工无障碍家居设施的需求现状，组织相关人员集中开展家庭环境调查摸底活动。在工作中，要坚持走群众路线，入户到人，登记造册，做到"两个准确、两个防止"，即准确了解每个工伤职工家庭的真实需求，防止只凭主观想象；准确了解工伤职工家庭对无障碍设施要求的迫切程度，防止只凭个人关系。三是确定改造方案，在此基础上进一步明确工伤职工无障碍家居环境改造的改造方案、改造内容、资金需求等。

（2）改造工程实施。改造任务确定后，首先要第一时间发布改造施工的信息，通过公开招标，选定实力强、信誉好、具备施工资质和改造经验的施工单位，与其签订改造项目责任书和施工合同，并对施工人员进行施工前培训，选择先行试点改造，以此为标准逐一推开。其次，在施工过程中，实行施工现场组长负责制，由残联业务负责人和施工技术人员组成施工现场组，并对现场施工提出"三个必须"的要求，即必须做到规范施工，严格按照技术规范安装，确保施工质量；必须做到清洁施工，入户安装的工具、材料要堆放整齐、放置有序，施工完毕要人走场地清；必须做到文明施工，施工人员要做到语言文明、行为文明，防止给残疾人家庭造成心理上的反感。

（3）做好回访和检查验收。工程结束后，要严格按照技术规范，深入每家每户进行回访，逐户查看改造情况，对改造质量进行严格把关验收。一是工作方法到位。开展回访工作要事先确定回访形式，可采用问卷调查、电话沟通、上门走访等形式，要认真听取工伤职工意见和建议，认真做好回访记录，做到注意方式方法和态度，文明礼貌，耐心回答工伤职工对无障碍设施设备日常使用问题的咨询和疑问，多鼓励帮助，提高工伤职工的信心。二是坚持全面有效原则。在开展回访检查工作前要充分协调，将回访的目的和流程完整传递，避免工伤职工因抽查不到位而使真实情况未得到如实反映；对老旧、损害的无障碍设施要及时更换，不仅要指导工伤职工无障碍设施设备的使用和维护，指导工伤职工康复后日常的恢复性训练，还要加强对工伤保险相关问题的宣传和解答，全面听取工伤职工的感受、意见，并在验收单上签署意见，确保工伤职工家庭满意。

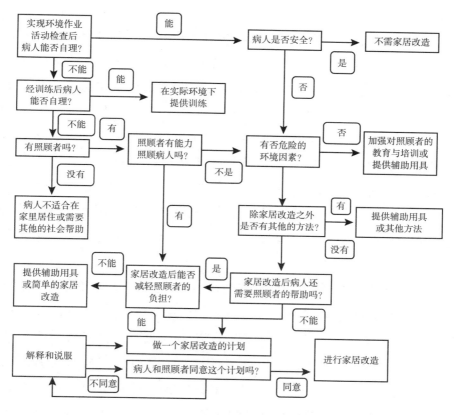

图 6-1　工伤职工无障碍家居环境改造基本流程

（四）资金预测

资金是从事各项经济行为的重要因素。而对改造资金供需情况的准确测算和科学决策，是保障湖南工伤职工无障碍家居环境改造顺利实施的前提和基础。

1. 资金需求

为有效预测湖南工伤职工无障碍家居环境改造资金需求规模，本文主要基于以下两个方面的测算依据：一是基于"湖工伤职工生活质量与无障碍家居环境改造"问卷调查结论。根据最新《劳动能力鉴定职工工伤与职业病致残等级》（GB/T16180－2014），我国工伤职工劳动能力鉴定主要分为劳动功能障碍程度和生活自理障碍程度的等级鉴定。其中 1～4 级工伤职工存在特殊医疗依赖，生活完全或部分不能自理，通常有强烈的无障碍家居环境改造的现实愿望。在此基础上"湖南工伤职工生活质量与无障碍家居环境改造"问卷调查显示，在接受康复治疗的工伤职工中，71.3% 的工伤职工希望进行无障碍家居环境改造，而 1～4 级工伤职工希望进行无障碍家居环境改造的比重达 92.6%，愿望更为强烈。因此，若以湖南 1～4 级享受伤残待遇的工伤职工人数进行估算，需要进行无障碍家居环境改造的工伤职工人口总量规模不大，约为 3000 人，占全部享受工伤待遇人数比重不足 4%。

二是基于各地残联等有关部门对残疾人无障碍家居环境基本改造标准。目前，部分省市残联为残疾人家庭实施了无障碍改造。如2013 年青岛将"改善残疾人生活，实施残疾人家庭无障碍改造"列入政府重点办好的十二件实事之一，改造项目以中国残联《残疾人辅助器具基本配置目录》为指导，对残疾人无障碍需求进行个性化适配，主要涉及基本类辅助器具配备及安装，以及户内改造和楼院出入的改造类施工；改造资金方面按市财政每户残疾人家庭 2000 元，区财政每户残疾人家庭配套 2000 元的标准，给予残疾人家庭无障碍改造资金补助。因此，在此标准下，湖南 1～4 级工伤职工无障碍家居改造资金为 2000～6000 元/户不等，资金需求预测为 600 万～1830 万元。由此可以判断湖南工伤基金对 1～4 级工伤职工无障碍家居环境改造项目基本可承载，无障碍家居环境改造项目对湖南工伤基金的持续性与安全性的影响可控。

2. 资金供给

积极推进湖南工伤职工无障碍家居环境改造，以政府工伤保险基金为主导，引导各级财政、残联、民政、社区（街道）、社会力量等多渠道参与。目前，湖南工伤残疾职工无障碍家居环境改造的资金来源较多，具体包括以下八种。

一是工伤保险基金。工伤保险基金是国家为实施工伤保险制度，通过法定程序建立起来的专项资金。主要由参保单位缴纳的工伤保险费、工伤保险基金的利息和依法纳入工伤保险基金的其他资金构成，用于保障参保职工在工伤事故发生后，能够得到及时救助和享受工伤保险待遇。工伤保险基金是实施工伤保险的基础，属于社会保险基金中的一种。

在《工伤保险条例》的政策指导下，目前我国工伤保险基金支付范围主要包括工伤医疗费、一次性丧葬补助金、辅助器具配置费、康复性治疗费、生活护理费、工伤职工劳动能力鉴定费用、伤残补助金、住院伙食补助费、一至四级工伤人员伤残津贴、到统筹地区以外就医所需的交通及食宿费、供养亲属抚恤金、工伤预防和认定调查费，及法律法规规定的其他费用等。

目前我国工伤保险基金暂未将工伤职工无障碍家居环境改造纳入支付项目，但根据《工伤保险条例》第一条，工伤保险是"为了保障因工作遭受事故伤害或者患职业病的职工获得医疗救治和经济补偿，促进工伤预防和职业康复"；人社部印发了《工伤康复服务项目（试行）》和《工伤康复服务规范（试行）》，也明确工伤康复的职业社会康复服务项目类别中，包括了对工伤职工进行家居环境改造、环境适应训练及社会环境适应干预等服务，进一步为使用工伤保险基金支付家居环境改造等项目提供了政策依据。

二是单位。不论是现代化大生产还是手工作坊，均有可能发生工伤事故，工伤事故是现代社会一个无法回避的问题。为最大限度地保障工伤职工利益，根据《工伤保险条例》，用人单位必须遵循相关法律法规积极参加工伤保险。因而一旦用人单位发生工伤事故后，工伤保险机构便为用人单位承担部分责任，而用人单位则需按规定承担职工因工作遭受事故伤害或者患职业病需要暂停工作，接受工伤医疗过程中的工资福利待遇等。

虽然《工伤保险条例》中未明确规定单位需承担工伤职工无障碍家居环境基本改造费用支出，但根据相关法律法规，用人单位在提高工伤职工生活自理能力、改善工伤职工生活环境等方面，应积极配合工伤保险机构，承担起对工伤职工家居环境改造的相应责任及改造费用。

三是残联专项基金。1988 年 3 月在北京正式成立的中国残疾人联合会（简称中国残联），是由中国各类残疾人代表和残疾人工作者组成的全国性残疾人事业团体。其宗旨是适应社会主义现代化建设的需要，发展残疾人事业；动员社会发扬社会主义人道主义精神，理解、尊重、关心、帮助残疾人，促进残疾人平等参与社会生活；鼓励残疾人坚持爱国主义和乐观主义、自尊、自信、自强、自立，为社会贡献力量。

中国残疾人福利基金则是中国残联下设的专项公益性基金。基金来源主要是社会捐赠、政府拨款、基金增值收益和其他项目。其使用范围包括：康复，用于残疾康复、残疾预防、康复人才培养、残疾人辅助器具适配服务补助；教育，用于残疾人学前教育、义务教育与、职业教育等补助；就业与扶贫，用于贫困残疾人实用技术培训等；文化，用于残疾人公共文化服务和残疾人特殊艺术培养补助，以及中国残疾人事业规定的其他项目。目前，工伤职工经伤残鉴定评级并取得《中华人民共和国残疾人证》的，也享受残联为残疾人群提供的各项待遇。

四是财政补助资金。财政补助资金是为工伤职工提供无障碍家居环境改造的一项重要的资金来源。近年来我国城镇化建设发展迅猛，无障碍环境建设也得以与城镇化建设进程同步推进，充分促进了残疾人平等参与社会生活，加快了残疾人同步小康进程，进而提升了我国城乡现代化建设水平，促进了社会文明进步。

无障碍环境的改造领域和受惠人群规模不断扩大，得益于各地财政补助的不断增加。如北京、青岛、广州各地都明确城市道路、商业中心、小区等公共区域应加强无障碍设施建设，同时安排财政专项资金对残疾人，特别是贫困残疾家庭进行无障碍改造，并列入地方政府财政预算；2014年住建部、民政部、财政部、中国残联、全国老龄办等五部门联合发文，对各地老年人家庭及居住区进行无障碍改造。无障碍改造资金列入地方政府财政预算，由民政主管部门会同财政主管部门确定资金补助标准，并明确资金监管要求，财政主管部门要对补助资金使用进行审核和监管。

五是民政专项资金。民政专项资金是各级人民政府用于保障优抚对象的基本生活和救助城乡困难群众、发展社会福利事业的资金。民政专项资金支出项目主要有13大类，包括救灾补助、军人优抚事业、退役安置事业、儿童老人等社会福利事业、城乡低保资金发放、农村五保等其他农村社会救济、流浪乞讨人员等其他城镇社会救济、城乡医疗救助、城乡贫困居民临时性突发性灾害社会救助、行政区划和地名管理经费、基层政权和社区建设经费、福利彩票公益金以及慈善捐赠支出等项目。目前，各地民政部门联合财政、残联等部门，积极开展残疾人、老年家庭等无障碍家居环境改造，切实为困难群众解决问题。

六是社区建设专项资金。社区建设专项资金是指为加强和促进社区公共事务和基本建设，我国财政在年初预算中安排的专项用于城区社区建设方面的资金。社区建设专项资金的来源渠道通常是各地财政，因此每个社区的专项资金金额因社区规模和财力不同而各有不同。社区专项资金主要用于社区基础设施建设、公共设施建设、社区民主管理、社区教育培训、社区设施维护和维修、社区文体公益活动、社区社会组织培育发展、社区环境治理、社区志愿服务等公益性事务。

工伤职工无障碍家居环境改造作为一项基本的公益服务，理应得到社区的充分支持。目前，各地纷纷为残疾人、贫困老年人等家庭提供无障碍家居环境改造服务。无障碍改造充分结合残疾人、贫困老年人房屋构造以及实际需求，实行"量体裁衣"式个性化服务，内容包括设置轮椅斜坡板、楼梯及过道加设扶手、地面平整硬化、卫生间改造等。

七是个人。无障碍家居环境改造在充分考虑工伤职工基本需求的情况下，改造的项目通常着眼于满足工伤职工最基本、最迫切的需求。根据工伤职工无障碍家居环境改造项目清单，基本改造项目可通过工伤保险基金进行统筹。但面对工伤职工的个性化需求，工伤职工个人也是无障碍家居环境改造资金来源的重要补充，可积极同人社、财政、残联、民政等多部门协调满足个人的个性化改造需求。

八是其他渠道。为充实工伤职工无障碍家居环境改造资金，资金来源还可考虑其他社会机构、基金组织、企业的慈善捐赠、公益投资等。一是加强呼吁企业履行社会责任。企业作为社会的细胞体，不仅是谋取自身利益最大化的经济体，更是社会整体财富积累、社会文明进步的重要推动者。企业在实现盈利之后，也乐于以捐款、向贫困社区提供要素产品和服务等形式履行企业社会责任。

二是加强发展多形式的公益投资方式。如公益创投起源于欧美，是为初创期和中小型的公益组织提供"种子资金"，它与一般商业投资的本质区别在于其投资目标的非营利性。公益创投是一种新型的公益资本投入方式，不仅投入资金，还为公益组织提供管理和技术支持，其资助项目范围包括为老服务项目如为老年人提供助残、助洁、助浴、助行、助医、助急等日间照料和居家养老服务；助残服务项目如残障人士的康复、残障人士家庭支持等；青少年服务项目，如孤残儿童的照料、社区青少年志愿者服务等；救助帮困服务项目如流浪乞讨人员慈善救助、为生活困难的居民家庭提供综合帮扶和志愿者服务等。

专栏6-2　公益创投的中国实践

公益创投（Venture Philanthropy）起源于欧美，是一种新型的公益伙伴关系和慈善投资模式，资助者与公益组织合作的长期性和参与性是它的重要特征，强调资助方与受资助方不再是简单的捐赠关系，而是长期的、深入参与的合作伙伴关系。这种合作伙伴关系带来的是双方的共赢：合作伙伴能够更快地成长，资助者能更为有效率地达到最初设定的社会目标。

政府主导的公益创投唱主角

公益创投是公益领域的创业投资，它把市场中用于培育中小企业发展的方式用于公益支持活动。除了为初创期和中小型的公益组织提供"种子资金"外，还提供管理和技术支持，通过与被投资者建立长期的合作伙伴关系，达到促进能力建设和模式创新的目的。

商业资本逐渐进入

和一般的公益捐赠不同，公益创投可以寻求一定的经济回报。在欧洲，公益创投是社会创业的主要融资方式。由于公益创投在获得收益的同时，兼顾社会价值，因此它在逐渐改变着大企业、PE（私募）和VC（风险投资）等商业机构的投资行为和功能性质。

近几年，公益创投在我国迅速发展。各级政府部门主导的公益创投成为其扶持培育社会组织，遴选优秀社会创新项目的主要渠道；商业资本也逐渐关注公益创投项目，部分资本开始向公益创投领域倾斜。

五 湖南工伤职工生活质量与无障碍家居环境改造的保障机制

扶残助残是一个国家和地区经济社会发展中最温情的一面，而无障碍环境建设从细微处着手，在注重有形的无障碍化建设的同时，突出了对弱势群体心灵沟通上无形的"无障碍"。目前，湖南在工伤职工无障碍环境改造方面尚处于摸索和起步阶段，为进一步加强湖南工伤职工无障碍家居环境改造，还需健全相关的保障机制，以确保工伤职工无障碍家居环境改造能真正落到实处。

（一）加强制度保障

健全完善的制度设计是保障项目顺利有效实施的关键举措。要用制度建设来保障项目的顺利推进，使工伤职工无障碍家居环境改造工作常态化、规范化、科学化。

1. 完善制度体系，确保工伤职工无障碍改造的规范管理

健全和完善《工伤保险条例》与《职工工伤保险基金支付范围》及相关法规文件，明确将工伤职工无障碍家居环境改造纳入工伤保险基金统筹范围，进一步确保工伤职工特别是 1~4 级工伤职工、贫困工伤职工的无障碍基本改造；尽快出台《工伤职工无障碍家居环境改造办法》及《工伤职工无障碍家居环境改造项目基本目录》，进一步明确工伤职工无障碍家居环境改造的改造流程、改造项目、工程招标程序等，确保工伤职工无障碍改造的顺利有序完成。同时，加大普法宣传力度，提高全社会依法维护工伤职工无障碍家居基本改造的权益意识，为工伤职工社会保障体系和服务体系建设提供良好法治环境。

2. 强化部门协作，确保工伤职工无障碍改造取得实效

工伤职工是一类特殊的残疾群体，是在职业生产活动或与职业

活动有关的活动过程中遭受不良因素伤害或职业病伤害的职工。工伤职工往往归属人社部门管理，但工伤职工还是残疾人群，也应当享有残联部门给予残疾人的各项权利和优惠待遇。因此，工伤职工无障碍家居环境改造可由工伤保险管理部门联合地方残联部门，成立"工伤职工无障碍家居环境改造领导小组"，领导小组下设办公室，制订改造项目实施方案，分解任务指标，明确目标要求、工作措施、时间安排、验收标准等，以及各项工作的职责和分工，责任到人，共同参与和促进工伤残疾职工的无障碍家居环境改造工作，确保把项目做实做细、做精、做优。

（二）强化资金保障

对工伤职工开展无障碍家居环境改造，资金是关键。一是要多措并举，积极拓展资金来源渠道。健全和完善工伤保险基金的使用范围，将无障碍家居改造资金纳入基金使用范围；充分了解政府维护工伤职工、残疾人群等弱势群体权利的义务，以政府为主导，组织协调财政、残联、社区、单位等机构，形成政府主导、多方参与的工伤职工无障碍家居环境改造资金来源渠道；激发企业或其他社会组织的社会责任意识，鼓励企业或其他社会组织开展如捐款、公益创投等形式多样的资金筹集模式。二是强化资金监管，做到专项管理、专款专用。要精打细算、科学管理，加强对项目改造资金的管理使用情况的监督；任何单位和个人不得截留、挤占和挪用无障碍改造建设专项资金，不得将专项资金用于规定以外的支出项目。各级行政职能部门要加强对无障碍改造建设专项资金的监督检查，对不按规定用途使用专项资金的，应及时制止和纠正，对于虚报、冒领专项资金，造成资金流失的，应依法追究有关单位和相关人员责任。

（三）突出服务质量

要严把工程建设质量关口，一是改造前要开展环境评估指导、上门设计。切实结合工伤职工的身体功能、辅具、家居环境、社区环境、人际关系等因素进行全面的评估，结合工伤职工实际情况制订详细的康复辅导和家居改造方案并反复研讨、论证，最终落实。二是改造过程中按照标准化、规范化原则，完善"四个一"标准，即一张家居无障碍环境改造审批表、一套个性化改造方案、一张验收合格的验收表、一套改造前后的对比照片。通过标准建档，严格规范家居无障碍改造的审批、验收等程序。三是改造后跟踪回访。实行跟踪回访，了解改造后存在的问题，以便及时帮助工伤职工解决问题和在今后的工作中进一步改进。

（四）加强政府采购

各地区、各部门应认真贯彻落实《政府采购法》，切实对工伤职工无障碍家居环境改造设施设备及相应辅助器具项目实施政府集中采购管理。

一是坚持应采尽采，强化实行政府集中采购。研究制定并完善"工伤职工无障碍家居环境改造设施设备及相应辅助器具政府集中采购目录和产品分类清单"。加大政府采购工作力度，扩大政府采购管理实施范围，对列入政府采购范围的项目应全部依法实施政府采购。同时认真执行《政府采购法》规定的工作程序和操作标准，合理确定采购需求，及时签订合同、履约验收和支付资金，不得以任何方式干预和影响采购活动。凡属"工伤职工无障碍家居环境改造设施设备及相应辅助器具政府集中采购目录和产品分类清单"的项目一律委托集中采购机构实施；达到公开招标限额标准的采购项目，未经财政部门批准不得采取其他采购方式，并严格按规定向社会公开发布采购信息，保障采购活动的公开透明。

二是坚持管采分离，完善监管和运行机制。加强政府采购监督管理与操作执行相分离的体制建设，完善人社、财政部门监督管理和集中采购机构独立操作运行的机制。严格规范采购文件编制、信息公告、采购评审、采购合同格式和产品验收等的具体标准和程序要求；建立统一的无障碍设施设备及辅助器具供应商产品信息库，逐步实现动态管理和加强对违规行为的处罚。严格按照《政府采购法》规定组织采购活动，规范集中采购操作行为，增强集中采购目录执行的严肃性、科学性和有效性。建立健全内部监督管理制度，实现采购活动不同环节之间的权责明确、岗位分离。同时，集中采购业务活动中应适当引入竞争机制，打破现有集中采购机构完全按行政隶属关系接受委托业务的格局，允许采购单位在所在区域内择优选择集中采购机构，实现集中采购活动的良性竞争。

三是坚持预算约束，提高政府采购效率和质量。各部门、各单位要按照《政府采购法》的规定和财政部门预算管理的要求，将无障碍设施设备及辅助器具的政府采购项目全部编入工伤保险基金年度预算，做好政府采购预算和采购计划编报的相互衔接工作，确保采购计划严格按政府采购预算的项目和数额执行。采取有效措施，加强监管部门、采购单位和采购代理机构间的相互衔接，通过提高管理水平和操作执行质量，不断提高采购效率。同时改进管理方式，提高审批效率，整合优化采购环节，制定标准化工作程序，建立各种采购方式下的政府采购价格监测机制和采购结果社会公开披露制度，实现对采购活动及采购结果的有效监控。提高业务技能和专业化操作水平，通过优化采购组织形式，科学制定价格参数和评价标准，完善评审程序，缩短采购操作时间，建立政府采购价格与市场价格的联动机制，实现采购价格和采购质量最优，让工伤职工用得放心和舒心。

附件 6 – 1 部分省市实施"无障碍设施进家庭"改造项目的参考标准及内容

（一）部分设施项目参考目录

残疾类别	辅具名称	使用范围
视力残疾	盲人专用电话	语音来电、去电提示适用于盲人和低视力患者使用,方便交流
	电子声光盲杖	盲杖在遇到障碍物,碰撞到障碍物时会发出声音提示
	闪光音乐门铃	采用发射器发射信号,接收器接收,强光闪烁同时发出音乐提示
	智能电饭锅	具有语音提示,煮饭、蒸饭等功能,适用于视力障碍患者
	无障碍报警水壶	具有远距离无线感应、声/光报警提示功能,操作简易
	智能收音机	中波、短波等波段能稳定地接收来自各地的电台节目
	防溢报警器	将挂钩置于容器边,呈悬挂状态,液体在接触防溢器开关时,及时提示,即可停止倒液体
	触摸式盲表	表面可掀开,视力障碍患者通过触摸指南针即可知道时间
	读屏软件	通过将电脑屏幕上的文字转化为语音,从而引导用户进行电脑操作,适合盲人、低视力人群使用
听力、言语残疾	闪光音乐门铃	采用发射器发射信号,接收器接收,强光闪烁同时音乐提示
	沟通板	供听(语)障者或具听(语)障等多重障碍者使用
	助听电话	听力残疾人专用的助听电话机
肢体残疾	便携式斜坡板	方便坐轮椅者在上下台阶、坐公交车、遇到低坎时使用
	发光 L 形立地扶手	固定于坐便器旁
	铝合金软座轮椅	为下肢障碍者出行提供方便
	乳胶防褥坐、床垫	具备透气、抗菌、除螨、防霉等功能,符合矫正坐姿、保护脊椎的要求,可供肢体残疾者久坐轮椅或长期卧床使用
	防褥疮轮椅坐垫	充气、充水两用型,预防肢体残疾患者产生褥疮
	折叠升降式助行器	可自由调节高度,适合不同身高人群使用
	发光 HU 形扶手	直接安装于墙面,用于小便器边起辅助作用

续表

残疾类别	辅具名称	使用范围
肢体残疾	发光落地 HU 形扶手	直接安装于墙面,用于坐便器边起辅助作用
	发光立式台盆扶手	扶手直接安装于墙面,洗手时起辅助作用
	生活自助具	特殊的刀、铲、叉等餐具,适合于肢体残疾人使用
	上翻浴凳	洗澡时可翻下坐靠着洗澡,不用时可往上翻,不妨碍行动
	键盘保护框	超大字体的按键字母,按键上方的限位孔能防止手部功能障碍者敲击键盘时出现错误与滑动
	轨迹球鼠标	精确定位、不宜晃动使肢体残障者容易控制及操作鼠标
	多功能单手切菜器	使肢残者能方便地单手切蔬菜及水果
	护理床	可调节背部及上升角度和腿部的高度
	无障碍升降灶台	仿大理石台面,双灶眼不锈钢洗菜盆,自由台面高度
	可升降衣架	自由调节高度,使障碍者方便地晾晒衣物
	钢管电镀坐便椅	光管电镀,皮革座面,既可当坐厕又可当椅子用
	饮食辅助用具	特制的勺、叉、盘、碗、杯,开瓶器、防滑垫、盘碗固定器等
	穿着辅助用具	扣扣子的辅助用具、穿衣(衣服、袜子、鞋)辅助用具
	盥洗辅助用具	专用牙刷、挤牙膏器、特制梳理器、特制洗澡刷等
	洗浴辅助用具	特制的浴凳、浴椅、浴盆、浴槽、洗头器、入浴升降装置等
	失禁排泄辅助用具	坐便凳(椅)、便器轮椅车、便后冲洗器、密封性便器、便盆、尿壶、集尿器、纸尿裤、尿垫等
	日常辅助用具	拾物器、指甲剪、剪刀、开瓶器等
	其他各类扶手	浴室扶手、便器扶手、室内外扶手等
	姿势矫正椅	严重脑瘫儿用
	轮凳	辅助步行训练用
	站立架	站立训练、站立吃饭、作业用
	后拉步行器	外出活动、上学步行用
	梯背架	步行练习、抓握站立、下蹲用
	专用床、桌及垫	电动病床、三折手摇病床、床上餐桌、护栏、各种防压床垫、轮椅垫等
	移动辅助用具	拐杖、各类轮椅车、助行器、移动辅助用具(滑动垫、简易担架、搬运带、移乘板、斜坡、他人操作楼梯升降机)等
	学习辅助用具	握笔、翻书辅助器,电脑键盘辅助器,鼠标辅助器等
智力、精神残疾	特殊人群 GPS 定位监护系统客户端	系统监护人可设定智障者电子围栏,对智障者进行定位、跟踪;智障者可向监护人进行紧急求助

（二）部分改造参考标准

项目	内容	标准
建筑入口	1. 入口室外的地面高度	不应大于 1:50
	2. 入口台阶	必须设轮椅坡道和扶手
	3. 入口通行平台宽度	最小宽度 ≥1.50m
	4. 无障碍入口和通行平台	应设雨棚
	5. 入口门厅、过厅设两道门	门扇同时开启后最小间距 ≥1.20m
坡道	1. 供轮椅通行的坡道	应成直线形、直角形或折返形，不宜成弧形
	2. 坡道两侧	应设扶手，坡道与休息平台的扶手应保持连贯
	3. 坡道侧面	凌空时在扶手栏杆下端设高度不小于 50mm 的坡道安全挡台
	4. 不同位置的坡道	符合《城市道路和建筑物无障碍设计规范》（以下简称《设计规范》）7.2.4 条要求
	5. 不同坡度的坡道	符合《设计规范》7.2.5、7.2.6 条要求
	6. 坡道的坡面	应平整、不应光滑
	7. 坡道起点、终点和中间休息平台的水平长度	不小于 1.50m
	8. 台面	所有突出的台面必须做圆角处理
通路走道地面	1. 走道和通路最小宽度	≥0.8m
	2. 人行通道和室内地面	应平整、不光滑、不松动和不积水
	3. 使用不同材料铺装的地面	应相互取平，如有高差时不应大于 15mm，并应以斜面过渡
	4. 人行通路和建筑入口的雨水箅子	不得高出地面，其孔洞不得大于 15mm×15mm
厕所 洗面台 洗澡间	1. 公用	符合《设计规范》7.8 条要求
	3. 洗面台	1. 要有高低位区分，高位:800mm，低位:720mm 2. 要设计支撑架，下水走向要尽量靠墙 3. 低位洗面台的下沿要弧线镂空 4. 洗面台的镜子要能调整倾斜度 5. 低位洗面台的水龙头应采用感应式
	4. 洗澡间	1. 更衣间的衣柜锁上下都要低位安装 2. 冲凉房的水温开关要有高低位区别 3. 浴缸的周围要安装支撑支架

第七章 基于"互联网＋"的工伤康复智慧服务模式研究

21 世纪以来，以信息技术为代表的技术革命与产业变革交会融合，不仅实现了各类社会资源的整合，更推动了社会生产方式和生活方式的深刻变革，互联网经济俨然成为我国经济社会最具活力的新鲜力量。然而，我国当前工伤康复服务中却存在许多信息鸿沟，许多工伤职工未能享受到网络发展的便利和信息技术的成果，大量分散的、行动不便的工伤职工只能被迫奔赴少数集中的工伤康复专业服务机构和部分开展康复服务的综合性医疗服务机构接受康复服务，给工伤职工及其家属带来众多不便。

为鼓励和支持互联网创新成果深度融入经济社会各领域，充分发挥互联网在生产配置中的优化和集成作用，2015 年李克强在《政府工作报告》中首次提出"互联网＋"计划行动，同年国务院又颁布了《关于积极推进"互联网＋"行动的指导意见》，明确提出创新公共服务模式，推广在线医疗卫生服务。在这一思想的指导下，大力推进"互联网＋康复"的工伤康复智慧服务无疑是解决工伤康复供需矛盾、提升工伤康复服务质量的重要措施，也是实现众多工伤职工梦寐以求的"足不出户享受优质康复服务"愿望的根本途径。

一 智慧康复服务模式的发展背景及机遇

信息化大潮将我们推到了智慧康复时代，对智慧康复服务的呼唤，既是我国对当前老龄化程度、残疾人口众多等现实背景的客观回应，也是政策倾斜、科技进步、产业转型等发展机遇合力助推的结果。兴起于二战后的康复医疗，20世纪80年代被引入我国并得以快速发展。面对信息技术的快速发展，康复医学在其服务形式上发生了变化，正顺应时代的变化向着智慧康复服务方面转变。

（一）发展背景

健康、长寿、幸福是人们对美好生活的期待和向往。近年来随着人们生活条件的不断改善，公众健康意识的逐步增强，我国医疗护理、康复理疗、健康保健等市场需求出现了"井喷"现象。不仅大量工伤职工需要康复服务，老龄人口、残疾人员，以及慢性病、亚健康人群也都渴望获得优质的康复服务。

1. 老龄化现象日趋严重

统计数据显示，截至2013年底我国60岁及以上老年人口数量已突破2.4亿人，65岁以上人口达到1.58亿人，老龄化水平为17.3%。而且随着时间的推移，未来50年间我国老龄化水平将进一步提高，每年以平均4.33%的速度快速增长。预计到2030年，全国老年人口规模还将会翻一番；到2050年前后，中国60岁以上老年人口将达到4.8亿人左右，其中80岁以上的老年人将超过1亿人。我国老龄化速度之快、规模之大，世界前所未有。

2. 拥有残疾人口最多的发展中国家

《2017年中国残疾人事业发展统计公报》显示，截至2017年末我国残疾人人口基础数据库中持证残疾人3402万人。其中，重度残疾人818万人，中度和轻度残疾人2584万人，有近2700万残疾人有康复需求。但截至2017年我国康复机构在岗人员仅为24.6万人，其中管理人员3.1万人，专业技术人员16.5万人，缺口达10万人，能得到有效康复服务的仅占10%左右。

3. 慢性病患者、亚健康人口等逐年增多

随着医学疾病谱的变化，中风、高血压、糖尿病等慢性病患者不断增加。慢性病正逐渐取代传染性疾病成为严重危害人们健康的重要疾病。据不完全统计，我国的高血压患者超过1亿人，糖尿病患者超过4000万人。此外由于工作压力的增大，人们的身心长期处于超负荷状态，肩、颈、腰椎疼痛的亚健康人口大量出现。据我国对16个百万人口城市亚健康率调查发现，北京高居亚健康率榜首，为75.31%，上海为73.49%，广东为73.41%。同时，慢性病患者、亚健康人口还呈现出年轻化趋势，40岁到45岁的男性患者人数明显增多。

4. 其他因素

一是近年来地球板块活动频繁，地震、山体滑坡等自然灾害导致的伤残人群大量涌现；二是受交通车祸、暴力冲突、饮食和药物滥用等意外或人为伤害影响导致伤残的人群，也存在康复治疗的需求。据不完全统计，由于以上原因需要接受康复治疗的人群大约每年10万人次。

（二）政策机遇

互联网康复是指互联网在康复行业的新应用，它有利于解决中国康复资源不平衡和人们日益增加的健康需求之间的矛盾，是原卫生部积极引导和支持的医疗发展模式。康复信息化、互联网康复建设，以及康复产业发展等方面面临巨大的政策机遇。

1. 推进康复信息化建设的相关政策

早在2002年，我国在《全国卫生信息化发展规划纲要（2003～2010年）》中，就曾强调要重点加强公共卫生信息系统建设，加速推进信息技术在医疗服务、预防保健、卫生监督等卫生领域的广泛应用。2009年，国家发改委出台《关于深化医药卫生体制改革的意

见》，卫生信息化作为医改方案"四梁八柱"的重要支撑手段之一，首次被提到国家战略高度。2011 年，卫生部更是确定了我国卫生信息化建设路线图，即建设国家级、省级和地市级三级卫生信息平台；加强公共卫生、医疗服务、新农合、基本药物制度、综合管理五项业务应用；建设健康档案和电子病历两个基础数据库和一个专用网络建设，简称"3521 工程"。

为配合医改方案的持续推进，各省市也纷纷开展区域卫生信息化建设。如北京规划要在"十五"期间建立全市医疗卫生信息系统，建立一批医疗卫生数据库，开展网上预约、挂号及远程医疗等业务，推进医疗、卫生领域的信息化。上海提出"构建形成以卫生信息服务、电子政务、远程医学为核心内容，覆盖全市卫生系统的高效率、高质量、高水平的信息系统，使信息技术在卫生行业的应用水平以及卫生信息资源的开发利用程度居全国领先水平"。

2. 促进康复医疗产业发展的相关政策

早在 2009 年国务院出台的《关于深化医药卫生体制改革的意见》中就明确提出"预防、治疗、康复三结合"的指导方针。2010年卫生部联合人社部共同确立，将运动疗法、偏瘫肢体综合训练等 9 项医疗康复项目纳入城乡基本医疗保障范围。2011 年卫生部又颁布《综合医院康复医学科建设标准》《康复医疗服务体系建设试点》《国家级康复医疗服务示范基地标准》等制度，进一步规范和促进了康复医疗服务发展。2012 年 2 月 29 日，卫生部根据《中共中央国务院关于深化医药卫生体制改革的意见》和《卫生事业发展"十二五"规划》，制定发布了《"十二五"时期康复医疗工作指导意见》。2012年 6 月为进一步推动试点工作，中国残联康复部与卫生部召开 2012年建立完善康复医疗服务体系试点工作会议，并发布了《全国康复医疗服务体系试点评估工作进展报告》。报告指出，我国康复医疗资源较少，医疗机构缺乏标准诊疗规范与标准操作规程，缺乏康复急性期和稳定期的衔接机制等。2013年，国务院总理李克强主持召开国务院常务会议，进一步研究部署了多项举措促进健康服务业发展。相关政策的出台，展现了未来医疗产业更宏伟的发展前景。

目前，我国健康服务业产值仅占GDP的5%左右，而美国2009年已达到17.6%。这表明，在保证基本医疗卫生需求的基础上，人民群众正迫切期待多元化的健康服务供给，我国健康服务产业发展具备巨大潜力。据权威部门测算，到2020年我国健康服务业总规模将达到8万亿元以上，这无疑将成为进一步加快康复医疗产业发展的重要政策机遇。

（三）内在动力

当今社会已经进入网络社会，基于互联网的各类新型应用正快步走入人们的生活，猛烈地冲击着人们的传统思想观念和思维方式，改变着人们的日常生活和工作方式。随着计算机、通信、多媒体等前沿技术的高速发展，未来互联网与医疗的深度结合也将成为必然。其中主要源自三个层面的驱动。

1. 互联网发展自然演进的必然阶段——传统行业互联网化

互联网自20世纪90年代末期先后冲击了纸媒、通信、零售、旅游、金融、教育等领域。从互联网扩张的深度来看，其发展的路径往往从易到难，逐步与传统行业进行深度融合。

2. 科技进步为互联网医疗发展提供技术支持

移动互联网发展、智能终端普及、传感器技术进步、互联网基础设施改善等，为互联网康复服务提供了爆发式增长的土壤。目前，中国互联网络信息中心数据显示，截至2017年6月底，我国网民规模达7.51亿人，半年共计新增网民1992万人。互联网普及率为54.3%，较2016年底增加1.1个百分点。同时，随着智能手机的出现，手机网民规模急速扩大。至2017年6月底，我国手机网民数量达到 7 亿人之多，网民使用手机上网的比例由 2016 年底的 95.1% 提升至 96.3%，手机成为第一大网络使用终端。

3. 中国康复资源配置极度不合理，让本来就稀缺的康复资源更加匮乏

在我国，少量集中的康复服务机构与大量分散的工伤职工极不协调，本就行动不便的工伤职工要奔赴千里之外接受康复治疗成为常态，受制于顶层设计、工伤保险联网机制欠缺，分级诊疗制度始终难以落地。优质康复资源面临"一床难求"困境，而基层康复资源处于真空状态。这些低效率运行的问题也为互联网解决方案的发展提供了空间。

二 "互联网 +"模式下的工伤康复智慧服务现状与问题

20 世纪 50 年代，计算机的发明为信息技术的发展提供了重要的硬件基础。而后互联网技术诞生并深入民间，以前所未有的速度渗透到生物、物理等几乎每一个学科，并深刻地影响到关乎人类生存与发展的方方面面，人们也在不知不觉中迎来了信息技术的新时代。在这种大背景之下，从疾病监控、预防、治疗到自我保健，工伤康复服务也正在经历一场巨大的变革。

（一）发展现状

经过多年的探索和实践，我国工伤康复事业得到了繁荣发展，各级康复机构建设的社会化程度有了很大提高。

1. 工伤康复资源总量持续增加

2009 年国务院出台《关于深化医药卫生体制改革的意见》，明确提出"预防、治疗、康复三结合"的指导方针；2010 年卫生部联合人社部共同确立，将运动疗法、偏瘫肢体综合训练等 9 项医疗康复项

目纳入城乡基本医疗保障范围；2011年卫生部又颁布《综合医院康复医学科建设标准》《康复医疗服务体系建设试点》《国家级康复医疗服务示范基地标准》等制度，进一步规范和促进了康复医疗服务的发展。截至2011年底，已有29个省（自治区、直辖市）先后建立大型康复服务机构，全国各类康复服务机构达8万余个。此外，残联系统还将在"十三五"期间再建设1491个省、市、县级康复机构。

2. 工伤康复服务体系日趋完善

经过多年的建设发展，我国康复医疗机构已初具规模，初步建立了急性期康复、恢复期康复、社区康复的三级康复服务网络，基本形成了综合医院康复医学科、大型综合性康复中心、独立的综合与专科康复中心、社区康复站、家庭在内的康复医疗服务体系。康复服务资源区域格局初步形成，在北方地区，形成了以北京（中国康复研究中心）为技术资源中心的区域布局，在华东、西南、华南也分别形成了上海、成都、广州等区域康复资源核心点，这些核心点带动着周边区域不断形成更多的医疗服务体系新兴力量。

3. 工伤康复服务能力不断提高

近年来，通过实施加强人才培养、扩大机构规模、开展康复科研、增强国际交流、优化服务流程、提高运营效率等一系列举措，各地康复机构的康复医疗服务能力不断提升。在康复医疗各个领域和各个专业，一大批新技术、新项目、新设备得到应用，各级各类康复机构和广大康复人员的技术水平不断提高。

专栏7-1 我国康复资源的服务对象及特点

我国现代康复医学事业虽然起步较晚，但发展很快。目前，我国的康复资源主要分布在残联系统、卫生系统、人力资源和社会保障系统、民政系统、教育系统以及社会机构等六个方面。

1. 残联系统

机构数量：国家级中心 1 家、省级康复中心 29 家、地市级康复中心 93 家、县市级康复机构 2500 余个。

主要服务对象：残疾患者

机构特点：残联系统中除了建有像中国康复研究中心这样的大型高水平的专业机构外，还初步建立起了全国残疾人康复服务网络。目前，已定点覆盖到县级，除了为残疾人提供康复医疗服务外，还可为残疾人提供残疾人用品用具等其他服务。

2. 卫生系统

机构数量：现有 3288 家综合医院设置康复医学科，占全国综合医院总数的 24.6%；各类康复医院 338 所，占全国专科医院总数的 9.1%；

主要服务对象：急、慢性病患者等

机构特点：主要存在于各级医院的康复医学科，已具备较大规模，但服务水平参差不齐，技术手段大都以传统理疗和中医为主。

3. 人力资源和社会保障系统

随着我国社会劳动保障制度的发展和完善，一些地区开始建立专门为工伤患者提供康复服务的工伤康复机构。

主要服务对象：工伤患者等

机构特点：以后期康复和职业康复为主。

4. 民政系统

在康复医学在全国普及的同时，各级民政部门设置的疗养机构开始在内部增设康复服务部门，将疗养保健与康复治疗融为一体。

主要服务对象：老年人等特定人群

　　机构特点：这类机构一般设置在风景区或旅游区，治疗理念以休闲、疗养为主兼顾部分康复。

5. 教育系统

　　主要服务对象：残障儿童和青少年等

　　机构特点：教育系统康复机构大多分布在一些特殊教育学校，以特殊教育和某类特定疾病的康复为主，如聋哑学校开展的言语康复、盲校开展的低视力康复、弱智学校开展的智力康复等。

6. 社会机构

　　当前，部分社会、民营资本进入康复产业，建立起一些民办康复机构。

　　主要服务对象：低收入、需要康复服务人群

　　机构特点：通常规模较小，大部分以营利为主要目的，机构灵活。

（二）主要问题

　　近年来，我国工伤康复信息化建设得到有力的发展，取得了一定的成效。但与发达国家相比，我国康复信息化建设尚处于"萌芽"阶段，存在许多问题。

　　1. 康复应用较多，但产生价值的应用还不多

　　目前，我国建立了许多互联网康复网站，如各医疗服务机构的信息网、好大夫在线等平台；开发了众多移动医疗应用 App，如医疗云应用等。但许多医疗互联网平台仅停留在健康资讯传输、健康百科普及等阶段，真正实现了居民健康管理、远程医疗治疗及解决了国内医疗供需矛盾的屈指可数。

2. 缺乏统一、完善的信息化数据标准体系，共享康复大数据难落地

由于我国尚未建立统一、完善的电子健康档案和医疗服务、医保信息、药品器械等医疗信息化数据标准体系，目前我国医疗信息难以实现互换、交流与共享，也必然造成患者、医疗服务机构、卫生行政管理机构间诸多信息孤岛和兼容故障等问题，严重阻碍了互联网医疗的发展。

3. 体制问题束缚互联网医疗发展

传统的体制成为医疗信息化发展的一大掣肘。在国内，核心的医疗资源都在"院墙"之内，这种情况下，某种程度上作为自下而上入主医疗体系的"外部因素"的信息技术，发挥的空间就有限了，在一定程度上也阻碍了互联网医疗的发展。

（三）发展困境

1. "信息烟囱"——康复医疗资源互联互通和利用不足问题

自 1995 年我国制定"金卫"工程以来，医疗信息化建设水平得到了较大提升。特别是近几年，微博问诊、在线医疗、网络监控……全国各地纷纷探索建设医疗信息化系统，让基层老百姓享受到了越来越便捷的医疗服务。然而，由于缺乏医疗信息标准建设，以及缺乏医疗信息建设的统一规划，大多数医疗信息化系统仍然未能建立统一的医疗信息标准，而康复医疗信息标准更是无从谈起。许多康复医疗服务机构无法实现康复医疗信息的互联互通，宛如一根根"信息烟囱"、一个个"信息孤岛"，严重地制约了互联网康复医疗的发展。

2. 技术层面——新型康复医疗技术或医疗手段采集的数据准确性问题

互联网康复医疗服务的技术涉及互联网本身的技术、新型互联网医疗设备或医疗手段的技术，以及医疗服务机构自身的医疗服务技术水平三大方面。其中新型康复医疗技术或医疗手段采集数据的准确性问题，是影响互联网康复医疗服务水平的关键技术因素。各式智能穿

戴设备、远程康复医疗手段等为康复需求人群带来诸多想象空间，但其康复治疗效果还有待进一步提高，且一旦出现较大误差便会给康复需求用户造成压力，产品或服务的推广必将受到较大阻力。

3. 政策层面——新型康复医疗行业监管及康复医疗事故责任划分问题

作为新兴行业，目前互联网康复医疗领域尚无清晰、具体、完整的法律规范和行业规定，法律法规的不完善导致行业中出现了一些模糊地带，如互联网康复医疗行业监管及康复医疗事故责任划分、认定等问题，在国内基本处于"空白"状态。2014年，卫计委发布了《关于推进医疗机构远程医疗服务的意见》，规定"非医疗机构不得开展远程医疗服务"，"医务人员向本医疗机构外的患者直接提供远程医疗服务的，应当经其执业注册的医疗机构同意，并使用医疗机构统一的信息平台"，此规定的出台一度引发了外界对网络医疗平台前途的担忧。

三　工伤康复服务互联网化的国内外实践

放眼国外，近年来无论是发达国家还是发展中国家，都纷纷通过各种措施促进互联网康复事业的发展。可以说，我国康复医疗行业的互联网发展之路"时不我待"。

（一）互联网医疗的世界浪潮

发达国家的康复服务体系建立较早，在信息化建设方面也发展迅速，为我国工伤康复服务的互联网化提供了宝贵的实践经验。

1. "领跑者"美国

美国是最早开展医疗信息化建设的国家之一。早在20世纪60年代初，美国就开始着手利用电子计算机和通信设备，为医院所属各部门提供病人诊疗信息和行政管理信息的收集、存储、处理、提取和数据交换等服务，建立医院信息系统，迈出了医院信息化建设的第一步。

1987 年，美国组织开展了"卫生信息传输标准"战略技术的开发与推广。通过制订医疗产业间信息交换标准（即 HL7 卫生信息交换标准），促使不同医疗信息系统与医疗仪器、设备，以及医学数据信息之间无障碍地互联、交换、共享和利用，消除了信息技术介入医疗卫生领域存在的"信息孤岛""信息烟囱"等。

为促进更多的医疗机构尽快步入数字时代，美国建立了一系列的制度保障，包括保护患者信息隐私的《健康保险可携带性与责任法案》、规定可以用广域网来处理患者资料的《健康保险改革：电子交流标准》法案、《健康保险改革：安全标准最终规则》、《个人可识别健康信息的隐私标准》等。

不仅如此，2004 年，布什在美国众议院发布的年度国情咨文中专门强调医院信息系统建设，要求在 10 年内，确保绝大多数美国人拥有共享的电子健康记录，并设立一个新的、级别仅低于内阁部长的卫生信息技术协调官员职位。次年，希拉里提出一项关于建立医疗信息系统的法案，要求联邦政府每年拨款 1.25 亿美元，资助各地建立医疗信息系统，以便将来全美 6000 家医院、9000 多家诊所在急诊时可以通过网络交流和分享病人的医疗记录。

2. 世界各国的"连锁反应"

在医疗信息化建设中美国常被冠以"领跑者"之名，但事实上，几乎与美国同时，世界诸多国家都敏锐地觉察到信息技术对医疗卫生行业的重要性并各有作为。

（1）英国。自 1998 年以来，英国政府陆续发布了一系列报告，逐渐清晰地阐述了其国家卫生信息化战略。2005 年，英国卫生部成立了"国民医疗保健系统"（NHS）这一专门机构。该机构的目标是在英国全国实现择医和预约、电子处方服务、图像存档及通信系统

（PACS）以及全国范围内的家庭医生之间的病历转诊（GP2DP）、全国范围内的 NHS 电子邮件系统网络（NHSmail）等。而为实现这一宏伟目标，2003～2004 年，英国卫生部先后与多家跨国卫生信息化巨头签署了为期 10 年、价值超过 64 亿英镑的合同，以搭建一个全国性的卫生信息网基础设施。由于项目的复杂程度高和覆盖范围大，在执行过程中面临了诸多挑战。目前，经过一系列的调整，英国卫生信息网建设已经取得了阶段性的成果，成为欧洲国家级医疗卫生信息化建设的典型代表。

（2）加拿大。2000 年 9 月加拿大成立名为 Infoway 的机构，成员由联邦政府机构和各省卫生行政人员组成，以推动区域卫生信息网络系统的建设。2002 年，Infoway 宣布计划投资数亿美元促进医疗机构和其他终端用户对信息技术的使用，在此基础上建立全国性的电子健康档案系统、药品信息系统、实验室信息系统、系统影像系统、公共卫生信息系统和远程医疗系统，并计划在 2009 年为 50% 的加拿大人口建立电子健康档案，2020 年覆盖全部的人口。

（3）日本。日本医疗信息化的快速发展也值得称道，特别是在远程医疗建设这一方面，堪称亚太地区医疗信息化建设的"领头羊"。日本比较重要的举措，除了 2009 年制订的"i-Japan2015"战略，重点进行电子保健记录及远程医疗建设外，2011 年日本还发表了《医疗信息化工作报告书》草案报告，阐述了网络医疗信息化工作及构建网络医疗的重要性，提倡国民有效利用网络医疗资源，提高健康水平。

（4）韩国。2001 年，韩国制定并实施第一个卫生信息系统十年计划。2005 年，韩国卫生和福利部宣布 2010 年前在公立医疗机构实现可互换信息的医疗系统。目前，韩国医疗信息化建设重点立足于标准化和制度问题，如患者医疗信息隐私保护、远程医疗等立法方面的信息化基础工作，以及公立医院与私立医院信息系统的整合。在政府的强力推动下，韩国目前95%的医院通过网络连接国家医疗保险部门进行结算，而且大多数三级医院已经安装了医嘱录入系统，其中1/3还安装了图片文件交流系统（PACS）。

专栏7－2　美国互联网医疗的七大服务模式

美国是最早开展医疗信息化建设的国家之一，其针对不同目标客户形成了众多值得借鉴的成功服务模式和商业营运模式。就其服务对象和运营模式而言，大致分为以下几种。

1. 为医院（或医生）提供信息化服务

Epocrates：全球第一家上市的移动健康公司。为医生在手机上提供临床参考信息，2012年营收约为1.2亿美元，其中75%来自药企，主要是为药企提供精准的广告和问卷调查服务。

Vocera：为医院提供移动的通信解决方案并向医院收费，其核心产品是一个让医生和护士戴在脖子上或胸前的移动设备，该产品使医生和护士可以随时随地发送、接收信息，通话并设置提醒，取代了以往在医院里使用的BP机。目前，Vocera在美国有300多家医院客户，年收入接近1亿美元，市值超过6亿美元。

CliniCast：利用健康数据将效果最大化、成本最低化，帮助医生以最合理的价格提供最好的治疗服务。

2. 为客户提供远程医疗服务

ZEO：一家提供移动睡眠监测和个性化睡眠指导的公司。其产品ZEO是一个腕带和头贴，可以通过蓝牙和手机或一个床旁设备相连，记录使用者晚上的睡眠周期。对于睡眠不好的人，ZEO可提供个性化的睡眠指导。

Triage：患者掌上自诊工具。患者可自助判断就诊科室，同时获得推荐附近医院服务。

Wello：为个人提供个性化的、平价的健身指导服务。Wello通过视频连通健身教练和用户，为用户提供实时的健身指导。

Zipongo：为用户制订健康饮食计划。主要提供食材、饮食规律建议和一些购买健康食品的贴士，甚至菜谱。

3. 客户关系服务

ZocDoc：根据地理位置、保险状态及医生专业为患者推荐医生，并可在平台上直接完成预约。

CastlightHealth：旧金山移动医疗服务公司，主要提供个性化的医疗保健交易平台，以帮助相关人员更好地了解医疗服务的价格和某些供应商的质量。

4. 信息化诊所运营商

OneMedicalGroup：运营多家诊所，病人可以从网上预约并索取处方药，甚至获得检查结果的电子版，并通过网络查看个人健康状况。医生则可以通过网络访问病人电子病历。

5. 慢性病管理

WellDoc：是一家专注于慢性病管理的移动技术公司，其主打产品是"手机＋云端"的糖尿病管理平台。患者可以用手机方便地记录和存储血糖数据。云端的算法能够基于血糖数据为患者提供个性化的反馈，及时提醒医生和护士。

Cadionet：实时监控心电图的远程监控公司，是 Mhealth 的主流模式。用户将芯片类产品贴在身体部位，芯片会将心电数据传输到手机终端，采集的信息再被传到 24 小时监控中心，与健康数据进行比对，如果存在异常由线下医生提供服务。

Wellframe：结合移动技术和人工智能，打通"医院—家庭"的服务空间。产品面向心脏病患者，可利用跟踪健康管理系统减少他们反复的复诊手续和费用。病患可以把这种产品当做一个

"健康管家"进行日常康复和保健活动的管理。

OpenPlacement：主要提供老年人出院之后需要的日常家庭护理服务。在 OpenPlacement 提供的数据基础上，医生可以根据床位、地理位置、预算和患者备注来向患者提供切实可用的健康服务。

6. 可穿戴设备生产商

可穿戴设备即直接穿在身上，或是整合到用户的衣服或配件上的一种便携式设备。可穿戴设备不仅仅是一种硬件设备，而且可通过软件支持以及数据交互、云端交互来实现强大的功能，可穿戴设备将会对我们的生活、感知带来很大的转变。如 Jawbone 推出的 JawboneUP 智能手环，能监测用户的日常活动、睡眠情况和饮食习惯等。

7. 大数据服务

Athenahealth：是一家全球领先的健康护理技术提供商。它提供基于云服务的电子病历、业务管理、病患沟通以及协调护理四项服务，并提供移动医疗应用软件。

（二）国内互联网医疗初尝试

自 21 世纪初开始，互联网开始逐渐渗透到我国医疗行业领域。伴随着海虹、好医生、39 健康、好大夫在线、丁香园等互联网企业的成功崛起，医药流通、教育培训、营销推广、医患沟通等诸多行业领域的互联网模式逐渐被人们认同和接受，未来互联网将逐步深入渗透到医疗行业的每个细胞中。

当前我国医疗行业互联网化主要呈现几类发展模式：①非医疗行业涉足互联网医疗：一些互联网领域包括非医疗行业互联网领域具备成功经验和实力的企业，将经营业务横向扩展，建立了医疗事业部，试图将其他行业的互联网经验和技术通过简单复制的方式移植到医疗行业。虽然这类企业在行业发展初期有一定市场，但随着医疗业务的拓展，其医疗专业技术短板逐渐显现。②医疗行业建立网站：医疗行业利用便利的互联网资源和宣传优势切入医院互联网领域，围绕宣传提供互联网支持。然而，面对医院纷繁复杂和日益增加的 IT 技术支持需求，该模式往往难以长期提供良好的互联网应用支持。

就目前形成的互联网医疗服务平台而言，分为健康咨询类、健康传播类、健康管理类等，如以健康教育和信息为主的中国健康网、以医师评价和挂号为主的好大夫在线、以疾病风险评估为主的宜康网、以即时在线咨询为主的医通无忧网等。

四　基于"互联网＋"的工伤康复智慧服务模式的总体思路与主要任务

基于"互联网＋"的工伤康复智慧服务模式是以互联网和大数据技术为基础，以电脑、智能手机为介体，以提供特色化、专业化的康复医疗服务为标准，采用"平台＋服务"模式，将康复患者、康复医疗服务机构、行政管理部门、医药企业等多方面链接在一起，形成完整的智慧健康管理与康复医疗服务体系。

（一）总体思路

1. 低端康复医疗服务市场——政府购买服务"保基本、促稳定"

"人人享有康复医疗服务"是我国《残疾人保障法》中赋予康复人群的一项基本权利，也是构建和谐社会的必然需要。然而，面向广大低收入人群的基本康复服务，如果完全依靠市场供给，则往往容易出现"市场失灵"。

因此，面对低端康复医疗服务市场，政府应本着"保基本、促稳定"原则，批准设立一批具有一定基础设施、设备的康复医疗机构，保障低收入人群享有基本康复医疗服务。其提供形式可多样化，一方面可通过政府财政拨付设置医疗机构提供基本康复服务，另一方面可由政府通过购买服务的形式，向社会康复医疗服务机构购买服务。

2. 中高端康复医疗服务市场——市场自由选择"新供给创造新需求"

根据马斯洛"需求层次理论"，随着收入水平的不断提高，人们对保持身体健康的需求逐步增大，进而愿意支出更多用于康复服务。面对日益增大的面向中高端人群的康复医疗服务市场，政府应灵活运用市场这只"无形的手"，通过市场满足康复需求人群的个性化、专业化需求。同时，还应当通过放开社会康复医疗服务机构市场，通过提供多样化服务——"新康复医疗服务供给"，满足中高端康复医疗服务的"新需求"。

专栏7-3　医疗服务发展新趋势——专业化、高端化之路

颇受诟病

近年来，中国医疗服务市场快速发展。据统计，2012年中国医疗卫生费用总支出27846.84亿元，较2011年增长14.38%；占GDP的比例从2011年的5.20%增长为5.37%。尽管如此，我国医疗服务"看病难""看病贵"，仍是一个不得不承认的现实，被人们广为诟病。

异军突起

但同时，近年来我国专业化、高端化医疗服务市场却异军突起，呈现出另一幅新的景象。妇产、儿科、眼科、牙科、肿瘤、脊柱手术、康复治疗等专业化医疗服务机构不断涌现，特别是外资、民营私人医院的出现，更是以先进的医疗设备、良好的医疗技术、贴心的医疗服务，吸引了大量患者、高端人群就诊。

制度保障

高端、专业医疗机构的大量出现，为缓和我国医疗供需矛盾、促进医疗竞争环境改善起到良好的作用，为此我国也制定了一系列政策鼓励和支持其发展。2010年底，国务院发布《关于进一步鼓励和引导社会资本举办医疗机构的意见》，消除了非公立医疗机构发展的政策障碍；2009年卫生部发布《关于医师多点执业有关问题的通知》，首次明确在部分地区试点医师多点执业，2014年又在此前鼓励试点的基础上扩大范围，明确全国允许医师多点执业；2014年8月，国家卫计委、商务部联合下发《关于开展设立外资独资医院试点工作的通知》，明确境外投资者可以通过新设或并购的方式在北京市、天津市等7省市设立外资独资医院，等等。

（二）服务模式

不同于传统社区卫生服务机构，基于"互联网＋"的工伤康复智慧服务模式运用"云服务＋大数据"技术，一方面能实现所有康复记录电子化，另一方面通过打通虚拟网络和实体康复界限，能有效地实现康复患者、行政管理机构、康复生产企业的需求传递。

基于"互联网＋"的工伤康复智慧服务平台，是线下医疗服务资源的线上化，是无形的医疗服务网络和有形的医疗服务质量的有机融合。其创新性的服务模式不仅体现在其医疗服务载体上，即充分融入了云健康、移动医疗、物联网等医疗卫生信息技术；更体现在其医疗服务内容上，并非提供综合性医疗卫生服务，而是整合优质医疗服务资源，针对健康养老、慢性病、亚健康、术后病后等康复人群，提供专业性的医疗护理、健康保健、康复理疗方面的健康服务。

即对于康复患者而言，可以先通过互联网、移动终端进行健康咨询、预约挂号、查询选择就诊时间和就诊医生等服务，再通过线下康复医疗服务机构进行诊治；对于医疗行政管理机构而言，由于医疗记录电子化，可以有效实现医疗服务即时管理与监督、医保费用管控等；对于医药生产企业，利用大数据提供的电子信息，可以有效传递服务需求等。

专栏 7 – 4　O2O 电子商务的新模式

电子商务发展已经经历了十几年的时间，诞生了各种各样的模式，比如 B2B、C2C、C2B 等。然而，目前电子商务的热点中，O2O 似乎成了新的宠儿。

O2O 即 Online To Offline（在线离线），是指将线下与线上相结合，使互联网成为线下交易或服务的前台，这个概念最早来源于美国。目前国内 O2O 发展方兴未艾并被运用于多个领域，具有代表性的就有苏宁易购、赶集网、团购服务等。O2O 电子商务模式，有效地实现了虚实打通，对于消费者而言，不仅拓宽了选择的余地，还可以通过线上对比选择最令人期待的服务，以及依照消费者的区域性享受商家提供的更适合的服务；对于商家而言，能通过线下体验，有效实现价值传递。

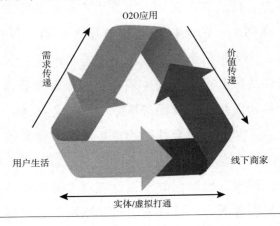

（三）建设重点

1. 以"一网两端"（即"互联网 + 云端 + 移动端"）为核心，构建区域性健康（康复）信息管理服务平台

依托"一网两端"（即"互联网 + 云端 + 移动端"），为患者、医疗服务机构、行政管理机构、医药生产企业提供电子政务、医保互通、社区服务、双向转诊、居民健康档案、远程医疗、网络健康教育与咨询的平台，促进传统医疗信息系统与现代互联网络技术的深度融合，有效实现预防保健、医疗服务和卫生管理一体化的信息化应用。

"云健康服务端"主要通过融合云计算、云存储、物联网等技术手段，促进医疗服务机构、医生、患者等联合、互动、交流、合作，为医疗患者、健康需求人群提供在线、实时的预约挂号、健康管理、寻医问诊、医疗护理、疾病诊断、健康干预等服务，真正实现远程、智能、实时的医疗服务。

"移动医疗客户端"主要是通过开发"移动 App""微信"等的新型医患交互功能，形成医生和病人之间的移动看护、问诊、治疗乃至急救的"移动 App 软件 + 医疗""微信 + 医疗"等自助、互动化平台，并深度融入 lbs（位置服务），使移动的意义更加凸显服务理念，真正实现移动医疗服务。

2. 以社区卫生服务中心为依托，建设专业化社区康复（健康）服务机构

解决人民"看病难""看病贵"问题，满足人们健康服务需求的关键，不是再建立 1～2 家设备先进、门类齐备的三甲综合性医疗机构，而是建设覆盖广泛、服务到位的社区康复服务中心。

从国际上看，社区康复也是一种经济有效、覆盖面广，在家庭和社区层次上为残疾者提供康复服务的新途径。目前，社区康复已经突破了传统的医学康复路径，而成为残疾人康复事业的主要发展趋势。与传统的"医院康复"完全不同，社区康复是以社区为基地开展康复

工作，是一种新的康复方式和制度，涵盖了健康、教育、生计、社会融入和赋权等多个方面，目的是促进所有残疾人身心得到康复。

3. 以工伤康复为主要服务对象，适当拓展康复服务对象范围与内容

运用"互联网＋大数据"技术建立的云健康服务平台，配合全新的 O2O 康复医疗服务模式，大大延展了康复医疗服务领域，也丰富了康复医疗服务内容。不仅为大量的康复需求患者提供专业化的健康保健、医疗护理、康复治疗等服务，还为行政主管部门、康复医疗服务机构、医药生产企业等构建了信息交互平台。

（1）康复需求患者

湖南社区康复服务机构依托"一网两端"，结合自身项目建设优势，为康复需求患者开展以下多个服务项目包，分别为：残疾康复服务、老年康复服务、亚健康康复服务、术后病后康复服务、慢性病康复服务等。

残疾康复服务：目前我国大约 8500 万残疾人群中，他们的致残原因、残疾类型、年龄分布、分管部门各不相同。因此，可针对性地开展各类专科性康复服务。如工伤残疾职工康复可开展烧伤、神经损伤、职业病等专科康复服务；残障儿童和青少年康复可开展听力障碍、脑瘫、自闭等专科康复服务。

老年康复服务：人口老龄化给我国经济社会可持续发展带来巨大的压力，康复医疗服务平台应依托社区，为老年人提供集养老、康复、治疗、保健于一体的服务。

慢性病、亚健康康复服务：社会竞争的逐步加剧，使得许多人长期处于亚健康状态。一些高血压、糖尿病、中风等慢性病患者也逐渐呈现年轻化状态。对此，可开展专业化的针对慢性病、脊柱（肩、颈、腰等）康复、失眠等医疗护理、健康保健、康复理疗方面的健康服务。

术后病后康复服务：术后病后的身体机能恢复是一个缓慢的、渐进的过程，配以康复服务，则能更好地促进身体各项机能的快速恢复。因此，可针对这一人群开展相应的康复服务。

（2）康复服务供给机构

对接康复服务供给与管理机构建立区域化信息服务平台，在患者与医院、行政管理部门、医药生产厂商之间搭起一座信息交流、互换与共享的桥梁，从根本上消除"信息烟囱""信息孤岛"现象。

所谓"双向式"，即健康（康复）信息管理平台与行政管理部门、康复医疗服务机构等，通过服务端口实现双向式对接，将信息整合到该平台，共同实现电子政务、医保互通、双向转诊、居民健康档案等信息交互与共享。所谓"积木式"，即健康（康复）信息管理平台与医药生产、销售企业通过平台能力模块式积木叠加，实现平台能力迅速扩充，从而整体带动康复医疗健康服务产业链的快速拓展，实现跨行业的多方整合。

行政主管部门：运用"云健康"服务平台采集的大数据，行政主管部门可以实现数据交互基础上的医疗信息监控、电子政务办理、医保信息互通等，同时建立全流程医保控费监管系统，主要加强对药品的监控和对康复医疗服务的监控。

康复医疗服务机构：健康（康复）信息服务管理平台是健康管理信息平台的重要组成部分，通过端口对接，可更好地实现居民健康信息共享、双向转诊康复等。

表 7-1 我国康复医疗服务内容及对象

服务人群/对象	残疾康复服务：工伤残疾——人社部门 残障儿童和青少年——教育部门 残疾患者——残联
	老年康复服务
	亚健康康复服务（脊柱损伤、失眠人群等）
	术后病后康复服务（偏瘫人群等）
	慢性病康复服务（中风、糖尿病、高血压人群等）
服务内容	（线下功能）医疗护理、健康保健、康复理疗
	（线上功能）健康资讯、预约挂号、分诊咨询等

（四）对策建议

互联网、移动终端技术正逐渐颠覆传统康复医疗发展模式，面对新生事物，我们亟须政府、社会多方面的扶持和协助，共织三张"大网"，为湖南康复医疗互联网化发展扫除障碍。

1. 共织"信息大网"

一是加快医疗卫生信息标准化建设，使康复医疗信息化建设"有标准可依"。目前我国尚未建立起统一的、有效的康复医疗卫生信息标准，因此许多康复医疗服务机构信息化建设大多各自为政，围起一个个"独立王国"，严重阻碍信息资源共享。因而，康复医疗信息化标准建设应着手几个方面，如建立全国性的、统一的国家医疗卫生信息数据集与数据标准；建立统一的、标准化的居民健康档案和电子病历系统与模块等。二是组织专业机构，协调制订信息系统的统一规范。在云计算、大数据发展大背景下，"信息孤岛"问题并不能完全通过构建信息数据标准和互联网技术得以解决。一方面，需要建立一个专业机构，组织和协调各康复医疗机构间制订统一的接口规范、对公共数据统一定义和读取等。另一方面有向既得利益者开刀的决心和勇气。统一信息数据，实现信息共享、互联互通，必将影响康复医疗服务机构的既得利益，因而康复医疗服务机构往往成为信息共享的抵触者。

2. 共织"人才大网"

随着互联网、信息技术以及通信的快速发展，医疗领域发生着翻天覆地的变化。互联网康复医疗服务的技术手段和设备准确性问题，看似是互联网康复医疗领域的技术困境，实则透露出对互联网康复医疗复合型人才的极大需求。因此，要加强培养集康复医疗、网络信息技术、市场营销等多知识技能于一体的"互联网康复医疗人才"，编织"人才大网"。一是优化育人模式。高校、职业技能单位要加强跨行业、复合型人才培训，政府部门也应逐步建立康复复合人才的专业培训体系，以满足康复医疗行业不断发展与创新对人才的需求。二是强化用人制度。建立人才竞争机制，大力推行公开选拔、竞争上岗等方式，引入科学的定性定量的人才测评手段，把优秀人才选聘到合适的岗位上，实现能上能下、能进能出、量才使用、人尽其才。三是突出激励机制。优化收入分配机制，使收入与工作者所承担的工作压力、风险相挂钩，有效激发互联网康复医疗人才的创新潜能。

3. 共织"制度大网"

一是加快将康复医疗纳入医保范围。进一步扩大康复医疗纳入医保报销的项目范围。二是加快康复医疗市场化进程。在规范互联网康复医疗服务管理的同时，进一步加快形成多元化办医的康复医疗服务格局。康复医疗资源目前整体处于总量不足、亟待发展壮大的阶段。因此，要积极鼓励、支持并引导社会资本进入康复医疗服务领域，同时鼓励、支持康复医疗机构开展互联网医疗、移动医疗等新型康复医疗服务模式。三是地方各级卫生行政部门也要充分利用公立医院改革的大背景、大环境，主动联系财政、发改、人保等部门，争取政策支持，用经济手段调整康复医疗服务的供给和利用。四是建立促进互联网医疗发展的专项资金，重点支持新型康复医疗服务机构的发展。

第八章　促进中国工伤康复体系
建设的对策建议

工伤康复体系建设始于广大工伤职工的内在需求。伴随着工伤保险制度的深入改革，我国工伤康复体系在理论和实践上得到了极大的丰富和完善。站在新的历史背景下，必须进一步促进工伤康复体系建设，让改革发展的成果更多更好地惠及每位工伤职工。

一　进一步解放思想，深化对工伤康复的认识

由于缺少对《工伤保险条例》和康复治疗的了解，不少工伤职工无法享受工伤康复治疗。所以应进行广泛宣传教育，让社会认识到工伤康复制度的意义和价值；使广大工伤职工认识到进行工伤康复是解决自身发展问题的最根本措施，并可以采取一定措施鼓励工伤职工参加康复，使企业履行工伤康复制度规定的相关责任，按规定缴纳工伤保险费，支持工伤职工重新就业，对于符合要求的工伤职工，要允许其回归原工作岗位。

二　加强政府对工伤康复的购买服务，积极探索
优化政府购买方式

在吸收国内外工伤康复实践经验的基础上，大胆创新，创建既具国际视野又符合我国实情的"专业医疗机构提供服务平台，政府购买医疗康复服务产品，工伤患者自主享受优质服务"的工伤康复购

买服务模式，以收获良好的社会经济效益。实施政事分开、管办分开的政府购买服务方式，由政府承担统筹资源和监管服务，而医院在以独立法人地位引进社会资本和人员进行自主经营的同时，必须提供更高质量的技术服务，这样才能获取更多的政府"订单"。

三　加强工伤康复制度建设，促进科学化管理

除中央部委关于工伤康复的法规制度外，针对工伤职业康复的制度体系尚少，应进一步加强制度以及相关配套政策的建设。详细的《工伤康复诊疗规范（试行）》和《工伤康复服务项目（试行）》，但规范和目录中对于可开展的职业康复的服务内容及服务范围的规定仍较少，不到50项，明显难以适应职业康复工作；又如工伤职工重返就业、重返社会前，需要针对其工伤状况及心理意愿，提供专业性的技能培训及家居环境改造服务。但目前工伤基金支付项目中，许多项目暂无政策可依（无法取得工伤基金支付保障），严重影响了职业康复的推广。

四　加大再就业、返岗政策支持力度

首先，应促进工伤职工在原单位重新就业，支持工伤职工在其他单位和行业重新求职，或者鼓励工伤职工自主创业，为工伤职工提供政策支持，如进行税费的减免、创业培训、提供可靠的创业信息、给予小额贷款、减免贷款利息等。其次对重新吸纳工伤职工的企业予以政策支持，如给予适当的奖励，如现金奖励或物质奖励；也可制定相应的税收优惠减免政策。最后，提供培训优惠政策，工伤康复职工很多面临出院即失业的现象，因此，对于有劳动能力的工伤职工，可以进行系统完善的再就业培训，可以充分利用失业培训系统，由工伤保

险基金支付一定费用，与其他失业员工一起，到经过就业劳动服务管理局认定或委托的各类培训机构参加培训，共享培训资源，使工伤职工能重新掌握一门技术，找到其劳动能力范围内的工作。

五　加强信息管理系统建设，推动一站式工伤平台建设

加强工伤康复信息系统建设，并与工伤康复协议机构配合，形成政策统一、业务规范、相互协作、资源共享的工伤康复服务网络，实现劳动、卫生、民政、残联四网合一，最终实现以职业康复为核心的工伤康复服务社会化目标。首先，应明确工伤康复管理系统的管理者，由于信息数据统计的复杂性，最能全面获取工伤康复信息的当属政府相关部门，因此，人社局应当设立专门的工伤康复信息管理部门。此外，对于工伤职工的康复住院信息，定点医疗机构最为熟悉，因此应明确定点机构的职责，明确其需要协助统计的信息，及时上报工伤康复信息管理部门。其次，应明确和完善工伤康复信息统计内容，包括工伤职工总数、伤残人员分布情况及增减趋势、伤残类别、康复需求总量、康复人数、康复费用支出、具体支出项目、工伤职工再就业基本情况等。此外，必须从统计数据中得出伤残病种构成及区域分布特点、工伤康复的现实与潜在需求，对现有康复资源状况进行科学分析。

六　多方整合资源，建立政府和社会联动机制

由于工伤康复工作是一项复杂的社会系统工程，涉及多个相关部门和方面，需要多组织、多专业、多团体的共同参与，统筹利用各种社会资源。一方面，政府要加大对工伤康复事业的资金投入，提高工

伤保险基金中的康复支出比例，建立稳定的经费投入和促进机制，保证基本建设、技术设备、人员工资与培训等工作运行经费，以大力发展工伤康复事业各项内容及相关康复机构和部门。另一方面，要争取国家、地区及社区三层级的支持，使工伤康复的经费多元化。发挥社会工伤保险的保障作用，引入商业工伤保险做有益补充。除此之外政府财政拨款、社会捐助、社区筹措都是工伤社区康复经费的重要来源。要发挥社区基层力量募集资金，通过社会福利事业获得资金支持，并争取国际项目的资金扶持，分散资金压力。在我国社会财富尚不充裕的情况下，拓展社会化的筹资渠道是工伤康复发展的必经之路。

七　加强专业康复人才队伍培养

一是提倡专科化培养。为提高人才业务能力和专业程度，应改变目前粗放式培养的方式，提倡专科化分工培养路线，例如将康复治疗师细分为作业治疗师、物理治疗师等，配备临床应用心理咨询师、康复护理人员等。同时，完善康复专业学历教育体系，应当增设康复医学等相关专业和院系，加强高学历、高层次专业人才的培养，力求服务队伍的学历层次以本科为主，并推动优秀人才的学习与交流，提升硕博层次的人才比例。如我国香港半数以上的注册物理治疗师，均有硕士或以上学位。二是建立健全康复服务从业人员的准入标准和资格认证机制，完善康复专业技术职称体系，并设立行业工资指导线制度，灵活提高专业康复人才的待遇，以确保人才建设机制的长效发展。当前我国还没有专业的职业资格认证制度，只有针对康复医师的职业医师资格考试和针对康复技师的职称考试。日本正是通过统一规范的国家资格考试制度，保证了康复人才的专业性和权威性。

图书在版编目（CIP）数据

新时代背景下中国工伤康复体系建设研究／刘雯著
. －－北京：社会科学文献出版社，2018.12
ISBN 978 － 7 － 5201 － 4082 － 9

Ⅰ．①新⋯　Ⅱ．①刘⋯　Ⅲ．①工伤 － 康复 － 研究 － 中
国　Ⅳ．①R49

中国版本图书馆 CIP 数据核字（2018）第 290531 号

新时代背景下中国工伤康复体系建设研究

著　　者／刘　雯

出 版 人／谢寿光
项目统筹／张丽丽
责任编辑／张丽丽

出　　版／社会科学文献出版社·城市和绿色发展分社（010）59367143
　　　　　地址：北京市北三环中路甲 29 号院华龙大厦　邮编：100029
　　　　　网址：www. ssap. com. cn
发　　行／市场营销中心（010）59367081　59367083
印　　装／三河市尚艺印装有限公司

规　　格／开　本：787mm × 1092mm　1/16
　　　　　印　张：11. 75　字　数：154 千字
版　　次／2018 年 12 月第 1 版　2018 年 12 月第 1 次印刷
书　　号／ISBN 978 － 7 － 5201 － 4082 － 9
定　　价／68. 00 元

本书如有印装质量问题，请与读者服务中心（010 － 59367028）联系